Lydie Raisin

Rester en forme après 50 ans

en 15 minutes par jour

• MARABOUT •

Sommaire

Introduction

▲ Tous les exercices proposés ici ont été expérimentés pendant de nombreuses années sur des personnes de plus de cinquante ans.

Être en forme jusqu'à la fin de sa vie, un leurre ? Plus aujourd'hui ! Des études récentes prouvent qu'une activité physique régulière et appropriée, ainsi qu'une hygiène de vie et certains exercices intellectuels, maintiennent le corps et l'esprit en très bon état. Il suffit simplement d'un peu de temps et de volonté pour obtenir des résultats tout à fait satisfaisants.

On a constaté que l'inactivité entraîne l'altération des fonctions musculaires, cardio-pulmonaires et articulaires. Il importe donc, pour des personnes n'ayant plus d'activité professionnelle, de compenser cette perte d'environ 40 % de dépense énergétique par d'autres occupations. Aussi la culture physique est-elle une discipline toute désignée pour dépenser des calories.

L'exercice réduit certains risques liés à l'ostéoporose et influe bénéfiquement sur les affections cardio-vasculaires, la tension artérielle ou l'obésité par exemple. On a pu constater une amélioration de la densité osseuse chez des femmes de plus de cinquante ans pratiquant une activité physique hebdomadaire d'environ deux heures. Autant de données, parmi tant d'autres, qui ne peuvent que vous pousser à pratiquer avec régularité les exercices recommandés dans ce guide.

Choisissez votre programme : solution A ou solution B

Solution A

Elle consiste à vous faire suivre un programme quotidien élaboré sur une semaine, conçu pour mettre en action le maximum de fibres musculaires et pour progresser en douceur au niveau de l'amplitude articulaire.

Ses avantages

- Gain de temps : il vous suffit simplement de suivre le programme journalier.
- Vous exercez sans erreur l'ensemble du corps, en renforcement musculaire et en souplesse.

Ses inconvénients

- Elle ne va pas s'appliquer spécifiquement à l'endroit où vous en avez le plus besoin.
- Elle peut comporter des exercices qui vous déplaisent.

Solution B

Vous pouvez composer à votre guise vos séances d'entraînement (aussi bien pour le choix des exercices que pour leur durée).

Ses avantages

- Vous avez une entière liberté de travail.
- Vous pouvez élaborer un programme entièrement personnalisé.
- Vous n'exercez que les parties du corps que vous désirez renforcer.

Ses inconvénients

- Vous êtes moins encadré que dans la solution A.
- Vous devez faire preuve d'un minimum de discipline.

Les avantages communs aux deux solutions

- Elles exercent le corps à la fois en tonicité et en souplesse.

Rien ne vous empêche de mélanger les deux propositions afin de vous créer un programme le plus personnalisé possible.

Pour votre confort, la plupart des exercices sont à réaliser en position assise.

Sachez que cette position n'enlève rien à leur efficacité et qu'elle assure un meilleur positionnement dorsal.

Saviez-vous...

Un alitement prolongé peut entraîner jusqu'à 20 % de perte de la force musculaire ainsi qu'une fragilité osseuse.

La méthode de ce guide est le fruit d'une expérience prolongée qui montre que l'on peut progresser à tout âge, à condition de réaliser correctement les mouvements (devant une glace de préférence). Elle permet également de mieux connaître son corps afin d'en apprécier plus rapidement les limites et les progrès.

Même si un avenir plein de promesses nous attend, concrétisez dès maintenant votre ambition de (re)mise en forme en pratiquant avec soin les exercices proposés ci-après !

Le sérieux avant tout

Les 13 points importants à retenir avant de commencer !

Impossible de se lancer dans une activité physique quelconque en toute sécurité sans avoir certaines notions de base.

• Avant tout : faites-vous faire un bilan complet de santé et connaissez bien les exercices à supprimer le cas échéant. Ne tombez pas dans la paranoïa pour prôner l'inactivité en raison d'une zone sensible bien localisée. (Si vous avez un genou fragile, rien ne vous empêche de travailler les bras et la taille par exemple !)

• N'hésitez pas à augmenter les temps de récupération dès que vous en ressentez le besoin.

• Évitez de changer de rythme lors d'une même série d'exercices.

• Entraînez-vous de préférence devant une glace, afin de vous corriger en permanence.

• Évitez de vous exercer dans une pièce trop chaude ou trop froide (19 à 22° C semble raisonnable).

• Portez des vêtements confortables en matières naturelles n'entravant pas la circulation (coton, laine…) et ayez surtout chaud aux pieds pendant toute votre séance.

• Veillez à respecter l'ordre chronologique des exercices : il n'est pas le fait du hasard !

• Ne cessez pas toute activité physique pendant plus de quinze jours car, après, vous risquez de perdre la plus grande partie des acquis.

• Si vous manquez une séance, peu importe : reprenez au jour où vous êtes !

• Entraînez-vous à mémoriser les exercices : c'est excellent pour l'activité intellectuelle !

• Ayez suffisamment de temps pour vous entraîner : ne le faites pas entre deux autres activités, à la va-vite.

• Respectez les rythmes respiratoires conseillés.

• Ne vous alimentez pas juste avant de vous entraîner : vous risquez d'avoir mal au cœur !

Vos questions

Q : Peut-on commencer à mettre en application les exercices de ce guide quel que soit son âge ?
R : Oui ! Les exercices recommandés sont à réaliser en position de sécurité maximale afin de garantir un positionnement vertébral le plus stable possible. Ils comprennent une description détaillée ne laissant place à aucune imprécision.

Q : Peut-on pratiquer cette méthode si l'on n'a jamais fait de sport ?
R : Oui ! À condition d'avoir l'accord de son médecin, comme avant n'importe quelle activité sportive. Il ne faut pas oublier que la culture physique peut être pratiquée avec beaucoup de douceur.

Bon entraînement et… bons résultats !

Solution A

5 exercices par jour

Programme quotidien en 15 minutes

Cette méthode consiste en un programme de 5 exercices quotidiens (durant 6 jours) n'excédant pas 15 minutes.
Les exercices proposés chaque jour sont différents, afin de solliciter le plus possible de fibres musculaires et de les activer sous des angles divers.
Son but est de faire travailler de façon équilibrée toutes les parties du corps.

▲ Le nombre de répétitions des exercices indiqué est un minimum.

▲ Essayez de l'augmenter au fur et à mesure de vos entraînements afin de progresser.

Programme du lundi en 15 minutes

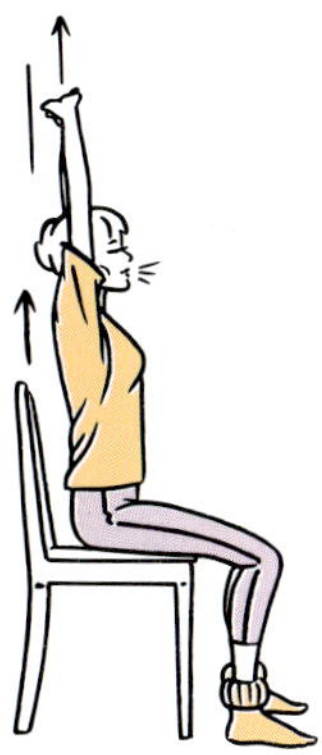

Exercice 1
Élévation des bras à la verticale

Il importe de commencer par un étirement général du corps, ceci pour obtenir une meilleure aisance gestuelle lors des exercices suivants.

Objectif : étirement de la colonne vertébrale.

Répétitions : 3 élévations de 5 secondes chacune.

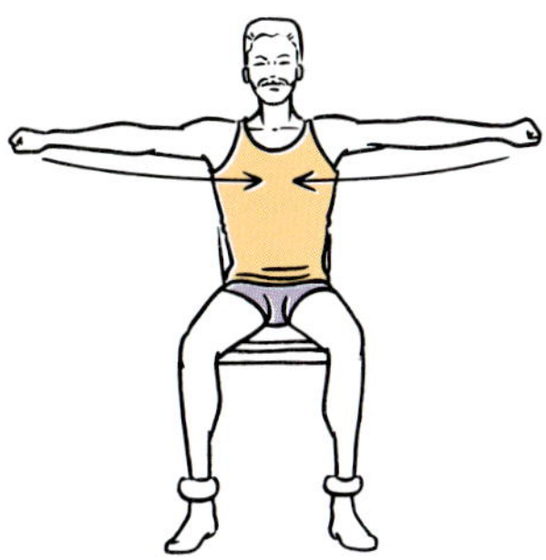

Exercice 2
Écarts et rapprochés des bras tendus

Pratiquer des écarts de bras en position assise présente l'avantage de pouvoir mieux se concentrer sur une bonne position dorsale.

Objectif : renforcement musculaire des bras et du haut du corps.

Répétitions : 2 séries de 10 mouvements.

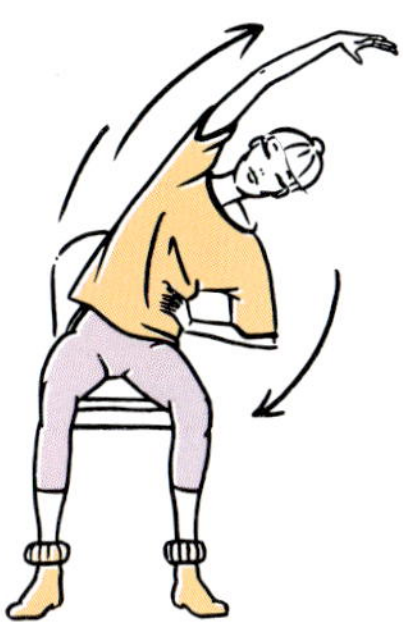

Exercice 3
Flexions latérales alternées du buste

Cette forme de travail permet d'éviter tout risque de déséquilibre lors d'une première séance.

Objectif : étirement et tonification de la taille.

Répétitions : 2 séries de 12 flexions alternées.

Programme du lundi en 15 minutes

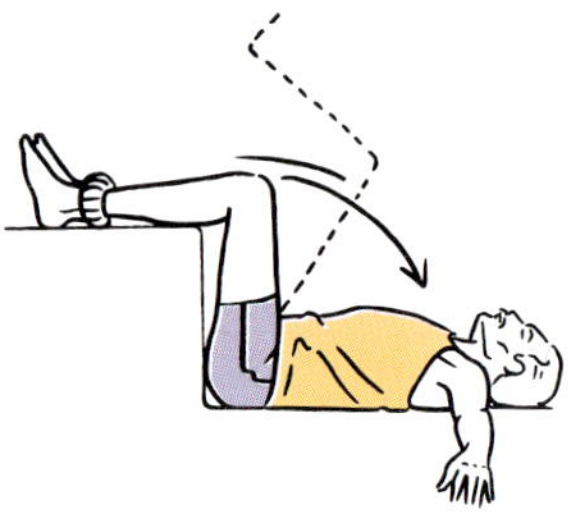

Exercice 4
Ramenés des jambes vers soi

Voici une des techniques abdominales les plus faciles à réaliser, garantissant une sécurité lombaire maximale.

Objectif : renforcement abdominal.

Répétitions : 2 séries de 10 ramenés des jambes.

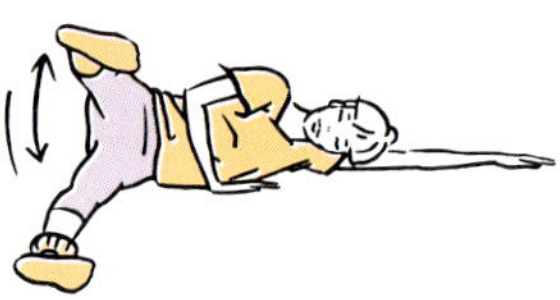

Exercice 5
Élévation d'une jambe tendue

Impossible d'avoir mal au dos avec cet exercice de renforcement des muscles fessiers. N'ayez pas d'a priori pour le réaliser !

Objectif : durcissement des muscles fessiers.

Répétitions : 2 séries de 10 de chaque jambe.

Série

C'est le nombre de répétitions de mouvements.
Exemple :
2 séries de 10 mouvements signifie réaliser 2 fois 10 exercices avec un temps d'arrêt entre les séries.

Les détails de chaque technique se trouvent dans les pages suivantes.

Voici votre première séance ; elle a un rôle de préparation physique et psychologique, afin de vous amener progressivement à une sensation de bien-être...

Exercices détaillés du lundi

Exercice 1
Élévation des bras à la verticale

Description
Assis sur le sol ou sur une chaise : étirez vos bras vers le haut. Maintenez la posture durant 5 secondes.

Respiration
- Inspirez par le nez en élevant doucement les bras.
- Expirez par la bouche en maintenant la position.

Répétitions
Faites 3 mouvements en vous relâchant complètement vers l'avant pendant 3 ou 4 secondes entre chaque posture.

L'erreur à éviter
Réaliser l'étirement avec les épaules en avant alors qu'elles doivent être positionnées au maximum vers l'arrière.

Et si c'est trop difficile !
Étirez un bras après l'autre, également pendant 5 secondes.

Vos questions

Q : Ayant quelques difficultés pour avoir le dos droit en position assise sur le sol, que peut-on faire pour rectifier la posture ?
R : Adossez-vous à un mur, en prenant soin de vous asseoir avec le bassin vers l'arrière.

Q : Peut-on réaliser cet exercice avec une autre position des jambes, par exemple, croisées en tailleur ou allongées devant soi ?
R : Oui : l'essentiel est que votre dos soit le plus droit possible.

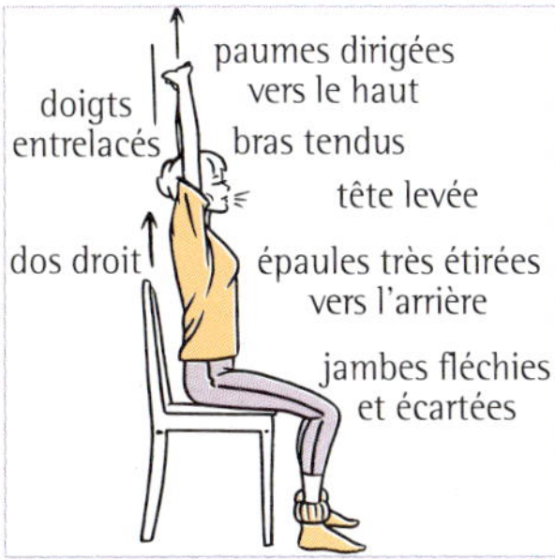

Le point important
Veillez à vous asseoir sur une chaise ou sur le sol, le bassin perpendiculaire au sol, avant de réaliser cette technique.

Saviez-vous...
**La perte d'appétit augmente avec l'âge. Malgré cela, avec le temps, la masse corporelle a tendance à augmenter ainsi que l'indice adipeux (souvent après la quarantaine !).
Cet embonpoint résulte souvent d'une plus grande inactivité physique, d'un ralentissement du métabolisme, ainsi que d'une augmentation du stockage des graisses. Il faut cependant rester vigilant en ce qui concerne l'apport nutritionnel et veiller à ne pas avoir de déficience calorico-protidique, pouvant engendrer une déficience immunitaire, de l'anémie, des chutes, des ulcères variqueux, etc. Il importe de bien respecter les 15 % d'apport protidique dans l'alimentation et d'éviter toute sédentarité.**

Exercice 2
Écarts et rapprochés des bras tendus

Description

Assis sur le sol ou sur une chaise : rapprochez et écartez vos bras tendus devant vous. Travaillez à votre rythme.

Respiration

- Inspirez par le nez en rapprochant vos bras.
- Expirez par la bouche en les écartant.

Répétitions

Faites 2 séries de 10 mouvements.
Reposez-vous 5 à 6 secondes entre les séries.

L'erreur à éviter

Étirer insuffisamment les épaules vers l'arrière en écartant les bras.

Et si c'est trop difficile !

Pratiquez l'exercice avec les bras fléchis.

Vos questions

Q : Est-ce si important que cela d'avoir les bras en extension ?
R : Oui ! Tout au moins, il convient de les tendre le plus possible en permanence, afin d'assouplir les articulations de la ceinture scapulaire (épaules) tout en tonifiant la masse musculaire.

Q : Est-il normal de ressentir parfois quelques contractions au niveau du cou au cours de cet exercice ?
R : Cela peut se produire en cas d'atonie des muscles du cou ou si l'on n'a pas pratiqué de sport ou d'activité sportive depuis longtemps. Dans ce cas, il faut faire de très lentes circonvolutions (cercles) de la tête dans les deux sens dès l'apparition de la gêne, avant de continuer l'exercice.

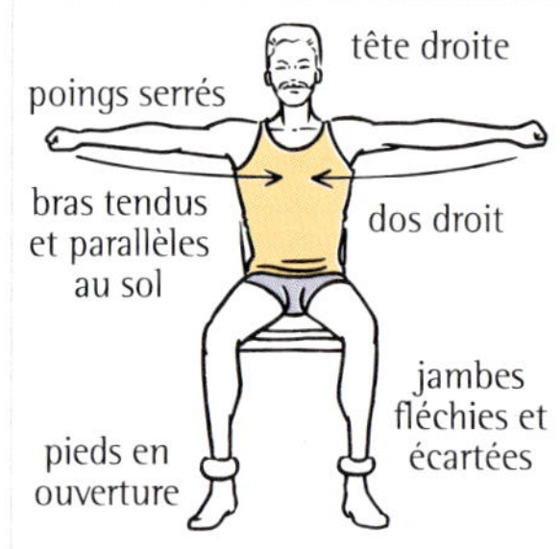

Le point important

Conservez le plus possible le dos immobile durant cet exercice.

L'idéal serait de contracter en permanence vos abdominaux, même partiellement.

Saviez-vous...

À 80 ans, on continue de produire des milliards de cellules. Elles sont l'exacte reproduction de la cellule originelle issue du père et de la mère. Certaines altérations chimiques sont dues :

- **à la production – par exemple – de radicaux libres qui sont le produit du métabolisme cellulaire normal ;**
- **à certaines formes d'infections (virus et/ou bactéries) ;**
- **au patrimoine génétique et à l'environnement (en effet, on vieillit différemment selon les conditions de vie).**

Exercices détaillés du lundi

Exercice 3
Flexions latérales alternées du buste

Description
Assis sur une chaise : pratiquez des flexions latérales alternées du buste. Travaillez à votre rythme.

Respiration
- Inspirez par le nez en relevant le buste.
- Expirez par la bouche lors de la flexion du buste.

Répétitions
Faites 2 séries de 12 flexions alternées.
Reposez-vous 5 à 6 secondes entre les séries.

L'erreur à éviter
Pencher le buste légèrement vers l'avant au lieu de le conserver dans l'axe du bassin, lors des flexions latérales.

Et si c'est trop difficile !
Exercez un côté après l'autre.
Ne travaillez pas en alternance.

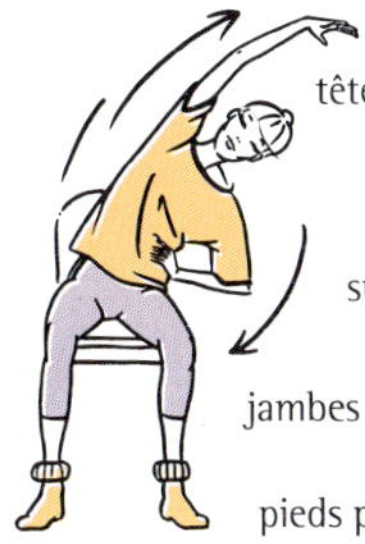

Le point important

Réalisez cette technique sans prendre d'élan et encore moins en soulevant un fessier.

Saviez-vous...

En 2020, en France, il y aura plus de sexagénaires que de personnes de 20 ans.
Tous les espoirs sont permis, car nous restons en bonne forme de plus en plus longtemps. Il suffit de conserver une hygiène de vie, notamment de dormir assez, de savoir mieux utiliser les temps libres (nous disposons de 5100 heures par an en dehors des repas et du sommeil).
Il convient ainsi de diversifier les activités sportives ainsi que celles qui exercent la mémoire.

Vos questions

Q : Doit-on s'asseoir au fond de la chaise ou sur le bord ?
R : Peu importe ! Le principal est d'avoir au départ les pieds bien en appui sur le sol et le dos droit.

Q : Est-il vraiment possible de toucher le sol avec la main ?
R : Oui ! Mais ce n'est pas une finalité, il s'agit simplement de progresser en souplesse latérale du buste avec la pratique.

Exercice 4
Ramenés des jambes vers soi

Description

Allongé sur le dos, les bras en croix, le bassin collé au sol, les jambes en repos sur le support (lit, chaise, canapé, tabouret) : ramenez vos jambes vers le visage, puis reposez-les en douceur. Travaillez à votre rythme.

Respiration

• Inspirez par le nez en reposant les jambes sur le support.
• Expirez par la bouche en ramenant les jambes vers vous.

Répétitions

Faites 2 séries de 10 ramenés des jambes.

L'erreur à éviter

Travailler sur un rythme rapide en reposant trop dynamiquement les jambes sur l'appui et, de ce fait, soulever le bassin.

Et si c'est trop difficile !

Placez vos poings sous vos hanches en permanence.

Vos questions

Q : Peut-on prendre appui sur les bras ou les mains pour faciliter cet exercice ?
R : Bien sûr ! Il est cependant recommandé de bien conserver la position initiale, c'est-à-dire le dos bien perpendiculaire au support.

Q : Que peut-on faire pour rendre cet exercice plus difficile ?
R : Le réaliser en serrant les jambes.

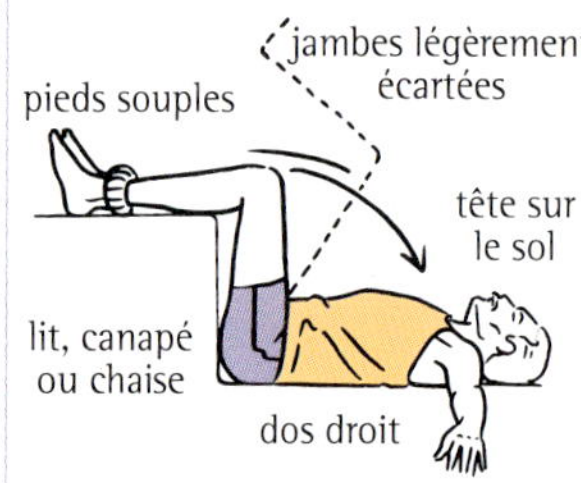

Le point important

Conservez en permanence le bassin le plus près possible du support tout en vous exerçant sans élan.

Il importe en effet d'avoir un contrôle gestuel maximal.

Saviez-vous...

La durée de sommeil pour être en forme varie avec l'âge. En effet, les nouveau-nés dorment presque 18 heures. Les enfants de 2 à 4 ans ont besoin de 10 à 12 heures de sommeil. Ceux de 5 ans dorment de 9 à 10 heures, tandis que les adolescents dorment souvent un peu plus de 12 heures. Les adultes ont besoin de 7 à 8 heures de sommeil en général.
Et vous ?
Après 65 ans : 6 heures à 6 heures 30 en moyenne, en plus d'une sieste, doivent vous apporter repos et énergie.

Exercices détaillés du lundi

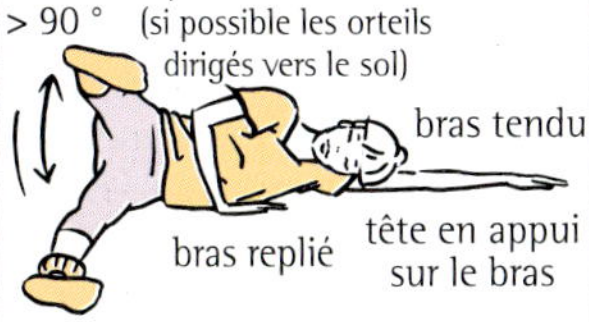

Le point important

Ne pas redescendre complètement la jambe.

Bien réaliser les battements à 45° afin d'obtenir une efficacité optimale.

Les mouvements peuvent être d'une amplitude de 30 cm par exemple.

Saviez-vous...

Les alicaments sont des intermédiaires entre les médicaments et les aliments. Ils permettent de compenser certains déséquilibres alimentaires.
On peut acheter par exemple des yaourts aux plantes, des œufs enrichis en acides gras oméga-3, du lait enrichi en vitamines, etc.
Attention à ne pas consommer trop d'aliments surdosés en vitamines ou autres ; c'est déconseillé pour la santé.

Exercice 5
Élévation d'une jambe tendue

Description

Allongé sur un côté, les jambes à 90°, élevez la jambe supérieure à 45° : pratiquez à cette hauteur de petits battements verticaux de cette jambe. Travaillez sur un rythme relativement lent.

Respiration

- Inspirez par le nez en abaissant la jambe.
- Expirez par la bouche en montant la jambe.

Répétitions

Faites 2 séries de 10 élévations de la jambe supérieure – changez de côté.

L'erreur à éviter

Ne pas ramener suffisamment les jambes vers la poitrine, ce qui peut provoquer une cambrure lombaire.

Et si c'est trop difficile !

Fléchissez les jambes pour réaliser cet exercice.

Vos questions

Q : Cet exercice est-il vraiment sans inconvénient pour le dos ?
R : Oui ! Les vertèbres lombaires étant arrondies sans torsion, il n'y a vraiment aucun risque de distension ligamentaire ou de torsion des vertèbres.

Q : Peut-on placer un coussin sous la tête à la place du bras ?
R : Oui ! L'essentiel est que vous ne ressentiez aucun inconfort cervical.

Votre info du jour

Les femmes vivent plus longtemps que les hommes !

En règle générale, la durée de vie des femmes dépasse de 10 % celle des hommes.

C'est en France que la différence est la plus marquée (elle est de huit ans).

Cet écart n'a vraiment été constaté qu'au début du XXe siècle.

Il semblerait que ce phénomène soit la conséquence d'une différence de comportement (consommation de boissons alcoolisées et de tabac, plus grande prise de risque au volant, etc., de la part des hommes alors que les femmes prennent plus soin de leur personne).

On a noté également que les femmes possédaient un système cardio-vasculaire et un système immunitaire plus performant que celui des hommes.

Certains spécialistes pensent également que les hormones sexuelles féminines posséderaient un pouvoir antioxydant réduisant ainsi l'action des radicaux libres.

Le fait également que dans l'ensemble les femmes aient un apport calorique journalier plus réduit que celui des hommes joue en leur faveur.

Elles sont aussi plus soucieuses de la variété et de la qualité de leur alimentation, et surveillent davantage leur poids.

Cette différence de longévité est donc la somme de plusieurs facteurs en plus du patrimoine génétique.

Actuellement cependant, les hommes s'intéressent de plus en plus aux soins du corps. Tant mieux.

Saviez-vous...

Les compléments alimentaires peuvent être très intéressants après 60 ans et lors d'une période de diminution de l'apport alimentaire (hospitalisation par exemple).

Ils aident à reprendre du poids, à diminuer les risques de chute, et réduisent les complications après une fracture du col du fémur par exemple. En revanche, leurs bienfaits n'ont, jusqu'à présent, pas été prouvés de façon radicale chez les sujets en excellente santé.

Beaucoup de compléments alimentaires sont vendus sous forme liquide (ils contiennent souvent 4 % de lait entier) mais ils peuvent également, dans des cas extrêmes (malnutrition importante), être administrés par voie intraveineuse.

Cela étant, si vous êtes en excellente santé, ayez simplement une alimentation équilibrée : n'absorbez pas de compléments alimentaires inutilement.

Programme du mardi en 15 minutes

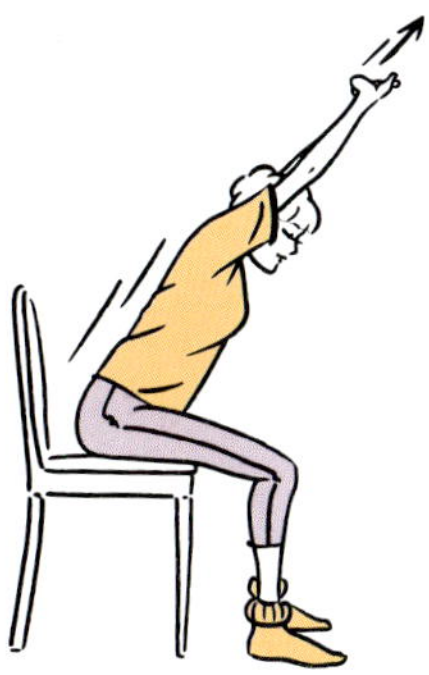

Exercice 1
Étirement des bras vers le haut

Pour commencer en douceur : assouplissement général de l'ensemble vertébral.
Cet exercice prépare d'une manière générale à la réalisation des techniques suivantes.

Objectif : étirement de la colonne vertébrale.

Répétitions : 3 étirements de 5 secondes chacun.

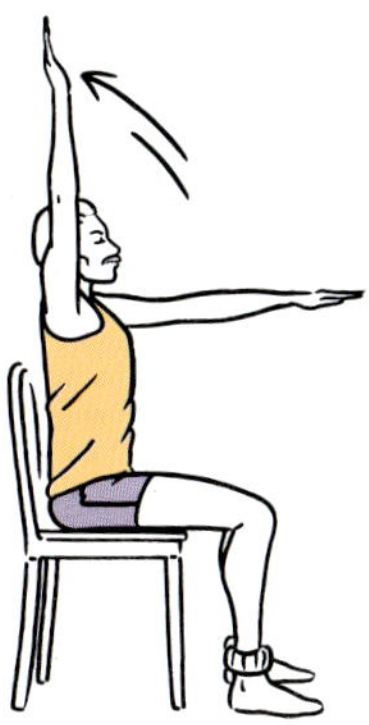

Exercice 2
Élévations alternées des bras

Les précédents exercices de bras de lundi faisaient travailler à l'horizontale ; celui-ci exerce les fibres musculaires à la verticale, afin d'assurer une parfaite complémentarité d'entraînement.

Objectif : renforcement des épaules et du haut du dos.

Répétitions : 2 séries de 10 mouvements alternés.

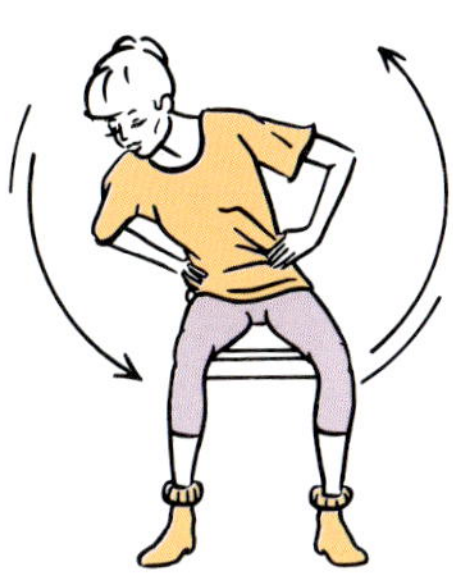

Exercice 3
Rotations alternées du buste

À travailler tout en douceur, sans à-coup et avec une progression d'amplitude gestuelle. C'est un exercice basique pour le maintien d'une certaine aisance dans le cadre de la vie courante.

Objectif : souplesse de la taille.

Répétitions : 2 séries de 12 rotations alternées.

Programme du mardi en 15 minutes

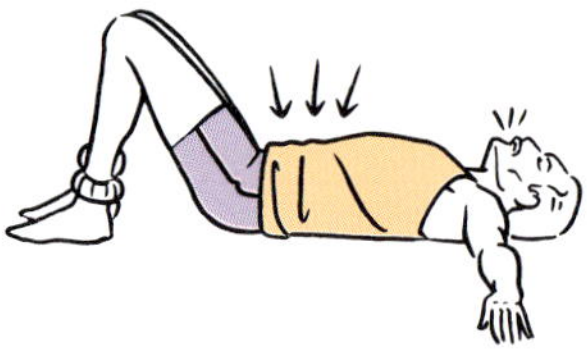

Exercice 4
Contractions isométriques des abdominaux

Même avec un dos très fragile, il est tout à fait possible d'améliorer sa sangle abdominale, le dos restant parfaitement immobile !

Objectif : tonification abdominale.

Répétitions : 8 contractions.

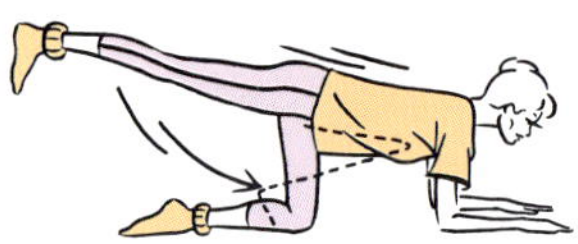

Exercice 5
Flexions-extensions arrière de la jambe

Cet exercice est intéressant car il requiert de l'équilibre pour le réaliser. Attention : ne le pratiquez pas sur un parquet ou un carrelage : préférez une moquette ou un tapis, pour un meilleur confort !

Objectif : renforcement musculaire de la région fessière.

Répétitions : 2 séries de 6 mouvements de chaque jambe.

Série

C'est le nombre de répétitions de mouvements.
Exemple :
2 séries de 10 mouvements signifie réaliser 2 fois 10 exercices avec un temps d'arrêt entre les séries.

Les détails de chaque technique se trouvent dans les pages suivantes.

Voici votre seconde séance journalière : elle a pour rôle d'exercer l'ensemble de votre corps suivant une chronologie bien précise.

Exercices détaillés du mardi

Exercice 1
Étirement des bras vers le haut

Description
Assis, penchez le corps vers l'avant : étirez au maximum les bras dans le prolongement du corps pendant 6 secondes.

Respiration
- Inspirez par le nez en élevant doucement les bras.
- Expirez lentement par la bouche durant tout l'étirement.

Répétitions
Faites 3 postures en vous relâchant.

L'erreur à éviter
Arrondir le dos : il doit rester plat en permanence.

Et si c'est trop difficile !
Étirez un bras après l'autre dans le prolongement de l'articulation. Le bras inactif est décontracté vers le bas (la main sur le genou par exemple).

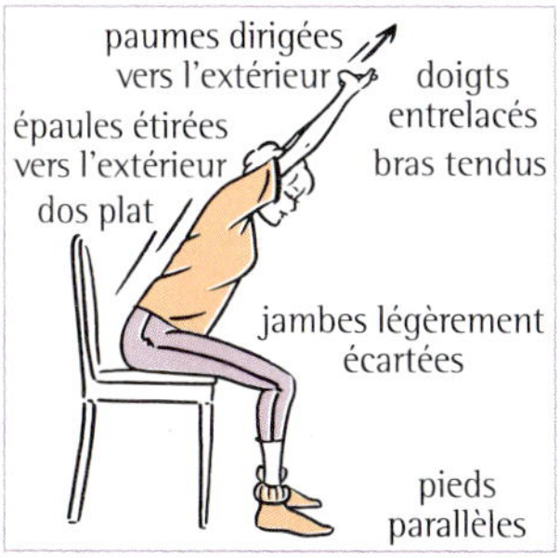

Le point important

N'étirez pas vos bras violemment.

Faites-le progressivement !

Saviez-vous...
Il est important de s'hydrater avec régularité pour entretenir un bon état corporel.
Par exemple, un homme d'une trentaine d'années boit 1,45 l d'eau par 24 heures, alors qu'une personne de 70 ans n'en boit que 0,55 l. Cette dernière devrait s'hydrater beaucoup plus mais n'en ressent pas le besoin. Ceci est dû à la « diminution progressive de la sensation de soif » qui apparaît avec l'âge.
Donc : n'attendez pas d'avoir soif pour boire.
Il importe également de s'hydrater la peau au maximum, aussi bien celle du visage que celle du corps, à l'aide des cosmétiques actuels, qui sont assez performants !

Vos questions
Q : Est-il aussi efficace de réaliser cet exercice sans nouer les doigts ?
R : Non ! Cependant, mieux vaut avoir les bras tendus au maximum avec les doigts dénoués, que les bras fléchis avec les doigts entrelacés.

Q : Peut-on effectuer cet exercice sans s'asseoir ?
R : Oui ! Il suffit d'être debout tout en conservant les cuisses parallèles au sol et les pieds écartés de la largeur du bassin. Cette variante nécessite une excellente condition physique et un bon équilibre !

Exercice 2
Élévations alternées des bras

Description

Assis : élevez à la verticale et abaissez un bras tendu après l'autre devant vous. Travaillez à votre rythme.

Respiration

- Inspirez par le nez en abaissant le bras.
- Expirez par la bouche en élevant l'autre bras.

Répétitions

Faites 2 séries de 10 élévations de bras alternées.

L'erreur à éviter

Ne pas placer le bras suffisamment près de l'oreille, lorsqu'il s'élève : il doit être bien à la verticale.

Et si c'est trop difficile !

Tant pis : fléchissez légèrement les bras et travaillez plus lentement.

Vos questions

Q : Peut-on réaliser cet exercice avec de petits poids ?
R : Oui, mais ne faites alors que la seconde série. La première sert en quelque sorte d'échauffement.

Q : En cas de légères contractures du cou ressenties après cet exercice, quel mouvement de décontraction doit-on faire ?
R : Faites des inclinaisons alternées du cou sur le côté sur un rythme extrêmement lent.

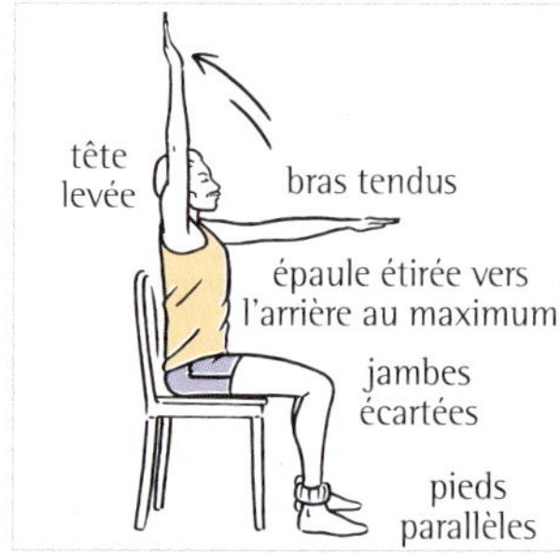

Le point important

Bien penser à hausser l'épaule du bras qui s'élève à la verticale.

Ceci vise à optimiser le bénéfice de l'effort.

Saviez-vous...

Il serait bénéfique de consommer du vin avec modération.
Les nutritionnistes conseillent en moyenne un verre et demi de bon vin par jour.
Le tanin et certains pigments auraient une action positive sur les vaisseaux sanguins.
Ils pourraient jouer également un rôle anti-inflammatoire et antioxydant.
Cela n'est cependant pas complètement démontré.

Exercices détaillés du mardi

Exercice 3
Rotations alternées du buste

Description
Assis (de préférence sur un tabouret) : effectuez des rotations du buste à droite et à gauche en alternance.
Travaillez lentement.

Respiration
- Inspirez par le nez en ramenant votre buste de face.
- Expirez par la bouche pendant la rotation.

Répétitions
Faites 2 séries de 12 rotations alternées.

L'erreur à éviter
Bouger le bassin ou les jambes pendant la rotation et ne pas le garder bien de face.

Et si c'est trop difficile !
Asseyez-vous dans un fauteuil, aidez-vous des appuis pour tourner votre buste et diminuez l'amplitude de vos exercices.

Vos questions

Q : Doit-on tourner la tête en pratiquant les rotations ?
R : Il est possible de ne pas accompagner les mouvements de rotations de la nuque, mais toutefois mieux vaut tourner la tête à chaque rotation ; ceci évite des torsions peu souhaitables, car la région cervicale est souvent fragilisée.

Q : Pourquoi est-il recommandé de réaliser cet exercice assis ?
R : Cela évite un mauvais placement des appuis (pieds) et donc une position non adaptée du bassin et de la colonne vertébrale. De plus, il est plus facile de conserver le bassin de face en étant assis que debout.

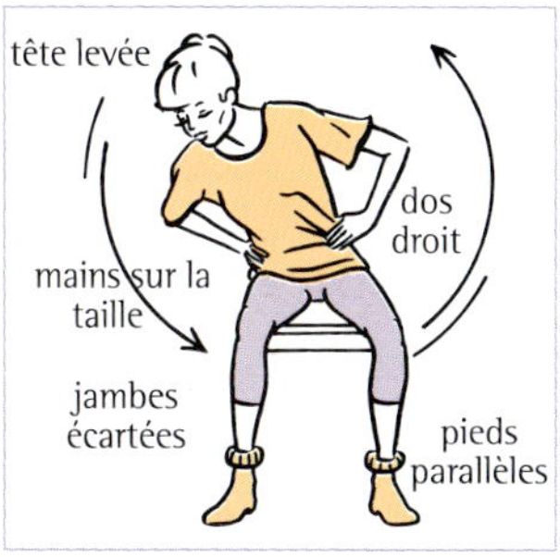

Le point important
Étirez la tête vers le haut pendant toute la réalisation de cet exercice afin d'éviter des rotations en tassement vertébral ou en état cyphosique.

Saviez-vous...
Les palpitations sont principalement dues au stress et à l'anxiété.
La consommation abusive de café ou de thé en est parfois la cause.
Un repas trop copieux entraîne également ce type de problèmes, ainsi que certaines allergies aux aliments.
L'hypoglycémie (chute du taux de glucose dans le sang) peut provoquer des palpitations. Si vous êtes sujet à ce genre d'inconvénient : évitez les sucres rapides (bonbons, gâteaux, sodas) et privilégiez les sucres lents (pâtes, riz) ainsi que les légumes frais, les fruits et les céréales.

Exercice 4
Contractions isométriques des abdominaux

Description
Allongé sur le dos, les jambes repliées, les bras en croix : réalisez pendant 5 secondes des contractions de l'ensemble de vos abdominaux. Relâchez-vous ensuite complètement pendant 5 secondes également.

Respiration
• Inspirez lentement par le nez pendant la phase de relâchement.
• Expirez avec progression par la bouche pendant la phase de contraction.

Répétitions
Faites 8 contractions abdominales en respectant bien les phases intermédiaires de décontraction.

L'erreur à éviter
Contracter l'ensemble du corps et non pas seulement la sangle abdominale.

Et si c'est trop difficile !
Diminuez la phase de contraction en durée et en intensité et allongez celle du repos.

Votre question
Q : Quelles sont les autres positions de jambes possibles pour réaliser cet exercice ?
R : En voici quelques-unes mais c'est plus difficile !
– Les jambes croisées et fléchies à la verticale.
– Les jambes tendues à la verticale.
– Les jambes écartées et fléchies à la verticale.
– Les jambes tendues et écartées à la verticale.
– Une jambe fléchie avec les pieds sur le sol, l'autre tendue à la verticale.

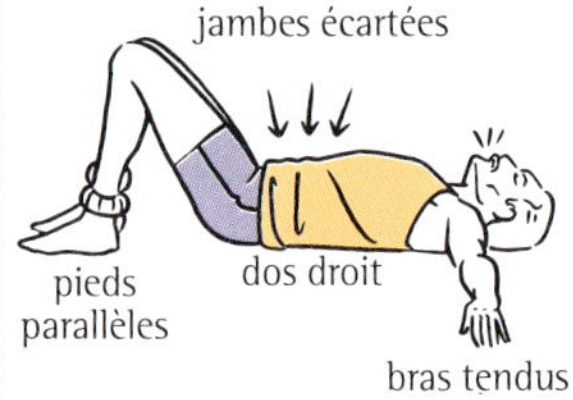

Le point important
Conservez bien le dos sur le sol pendant toute la durée de la contraction. Ne soulevez pas le bassin !

Saviez-vous...
Le travail isométrique (contraction musculaire telle que la longueur du muscle reste inchangée, alors que la force développée par le muscle augmente), comme dans cet exercice, et le travail concentrique (état musculaire de contraction avec raccourcissement des fibres musculaires) sont complémentaires. Les deux méthodes sont indispensables à un entraînement de qualité.

Exercices détaillés du mardi

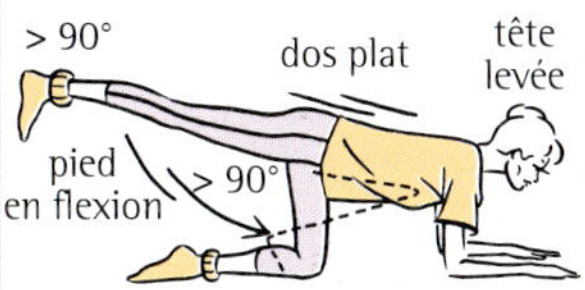

Le point important

Ramenez le plus possible le genou vers la poitrine.

Saviez-vous...

Le niveau d'études influence la conservation d'une bonne mémoire.
Il est souvent trop tard pour accroître son niveau d'études, mais il est possible d'agir sur d'autres caractéristiques influençant indirectement la mémoire, telle l'hygiène de vie.
Des séances de groupe employant des moyens mnémotechniques sont organisées pour les seniors et connaissent actuellement un succès grandissant.
Par exemple, vous pouvez, quand vous allez chez quelqu'un, vous entraîner en essayant, à votre retour, de vous souvenir des meubles et objets que vous avez vus ainsi que de leur emplacement.

Exercice 5
Flexions-extensions arrière de la jambe

Description

À quatre pattes : fléchissez et étirez une jambe à l'arrière. Travaillez lentement.

Respiration

- Inspirez par le nez pendant la flexion de jambe.
- Expirez par la bouche pendant l'extension.

Répétitions

Faites 2 séries de 6 mouvements de chaque jambe.

L'erreur à éviter

Se positionner sur les mains au lieu des avant-bras car cela occasionne une cambrure vertébrale.

Et si c'est trop difficile !

Ne tendez pas complètement la jambe vers l'arrière.

Vos questions

Q : Doit-on lever la jambe active le plus haut possible ?
R : Non ! Cela n'est pas nécessaire. Il importe simplement de ne pas solliciter violemment les vertèbres lombaires. Pour cela, étendez la jambe parallèlement au sol. C'est amplement suffisant !

Q : Le dos doit-il bouger pendant la réalisation de cette technique ?
R : Non ! Le moins possible. Efforcez-vous de le conserver le plus plat possible en permanence.

Votre info du jour

Surveillez votre système immunitaire !

Le système immunitaire est l'un des systèmes de défense les plus fiables, mais il a ses failles...

Par exemple, certains globules blancs peuvent réagir à la présence d'agents qui sont généralement inoffensifs en les considérant comme de dangereux ennemis.

Il en résulte alors une réaction allergique (telles les crises d'urticaire).

Il peut également y avoir déclenchement d'une maladie autodestructrice (le système immunitaire attaque les parties saines de l'organisme comme si elles étaient des parties étrangères).

Par exemple, l'arthrite chronique où le système immunitaire s'attaque au cartilage, et la sclérose en plaques qui se traduit par une atteinte du système nerveux à la suite d'une réponse immunitaire inappropriée.

Il arrive aussi que le système immunitaire se méprenne sur la nature d'une cellule (en la laissant proliférer alors qu'elle est devenue cancéreuse).

Les conséquences en cas de multiplication sont les métastases (par voie sanguine et lymphatique).

L'alimentation peut influencer le fonctionnement du système immunitaire. En cas de malnutrition ou de carence (en zinc ou en protéines...), une maladie peut se développer plus rapidement.

Enfin, il semble qu'il existe une relation entre le stress et l'activité du système immunitaire (une personne en état de dépression par exemple se défendra moins bien contre une infection) ainsi qu'entre certaines parties du cerveau et du système immunitaire.

Saviez-vous...

Dans un premier temps, le médecin peut détecter un état arthrosique en constatant :
- une possible diminution de l'amplitude articulaire,
- une sensibilité au toucher,
- une sensation douloureuse lors d'une flexion,
- une crépitation articulaire (craquement d'une articulation).

Une radiographie simple est généralement prescrite pour confirmer le diagnostic. On peut aussi voir des modifications osseuses, des diminutions de l'interligne articulaire, et parfois aussi les fameux becs-de-perroquet, une trop forte densité osseuse et la présence de poches de liquide.

Le scanner, la résonance magnétique nucléaire, l'arthroscopie, la tomographie (procédé radiographique permettant une image nette de coupe d'organe ou d'os, avec effacement des autres plans) peuvent être effectués pour des cas plus graves.

Programme du mercredi en 15 minutes

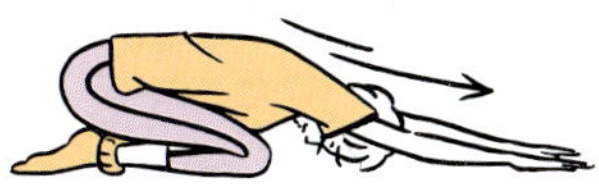

Exercice 1
Extension des bras devant soi

Exercice très connu des kinésithérapeutes ; il est excellent pour bien se décontracter et préparer les muscles à l'effort.

Objectif : étirement général du dos.

Répétitions : 4 extensions d'une durée de 6 secondes chacune.

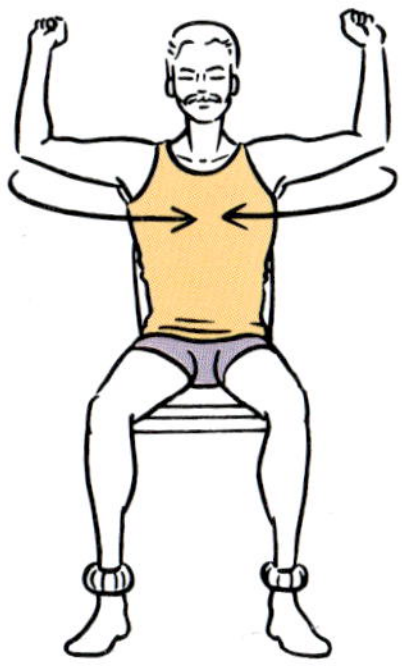

Exercice 2
Écartés et rapprochés des bras

C'est l'un des exercices de base pour tonifier les muscles pectoraux. Il présente également l'avantage d'assouplir les épaules.

Objectif : renforcement des pectoraux.

Répétitions : 2 séries de 8 mouvements.

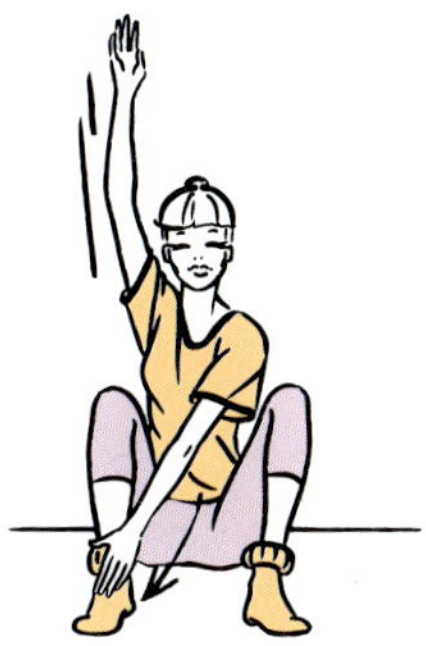

Exercice 3
Touchés du pied avec la main opposée

Autre façon de travailler la taille ! Cette technique permet de renforcer les muscles obliques et de les étirer.
Il est vraiment à la portée de tout le monde !

Objectif : tonification et souplesse de la taille.

Répétitions : 2 séries de 8 mouvements alternés.

Programme du mercredi en 15 minutes

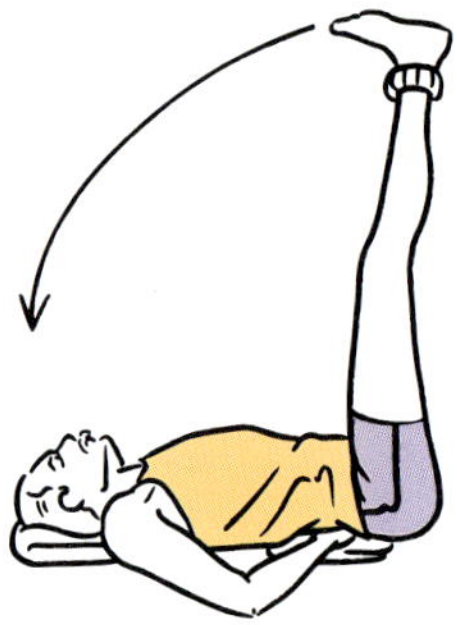

Exercice 4
Ramenés des jambes vers soi

Même en cas de fragilité lombaire, vous pouvez sans hésitation pratiquer cet exercice : en effet, le dos est bien à plat sur le sol et dans l'axe du corps !

Objectif : renforcement abdominal.

Répétitions : 2 séries de 8 mouvements.

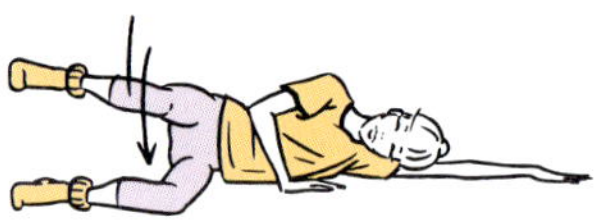

Exercice 5
Élévation de la jambe supérieure fléchie

Comme dans l'exercice précédent, cet exercice peut être pratiqué même en cas d'atonie musculaire dorsale. Il n'est pas difficile et permet une acquisition relativement rapide d'une fermeté musculaire.

Objectif : renforcement de la partie inférieure des fessiers.

Répétitions : 2 séries de 10 mouvements de chaque côté.

Série

C'est le nombre de répétitions de mouvements.
Exemple :
2 séries de 10 mouvements signifie réaliser 2 fois 10 exercices avec un temps d'arrêt entre les séries.

Les détails de chaque technique se trouvent dans les pages suivantes.

Voici votre troisième séance journalière : elle a pour but d'exercer l'ensemble de votre corps suivant une chronologie bien précise.

Exercices détaillés du mercredi

Exercice 1
Extension des bras devant soi

Description

À genoux, les fessiers en appui sur vos talons et vos mains sur le sol : étirez au maximum vos bras devant vous pendant 6 secondes.
Relâchez-vous pendant 5 secondes avant de recommencer.

Respiration

- Inspirez par le nez pendant la phase de relâchement.
- Expirez lentement par la bouche sur l'étirement.

Répétitions

Faites 4 postures.

L'erreur à éviter

Arrondir le dos : conservez-le le plus plat possible en permanence.

Et si c'est trop difficile !

Allongez-vous complètement sur le ventre (toutefois, avec une serviette-éponge roulée sous le ventre afin d'éviter toute cambrure lombaire) et étirez vos bras dans le prolongement du corps. C'est la même posture mais avec une extension complète des jambes.

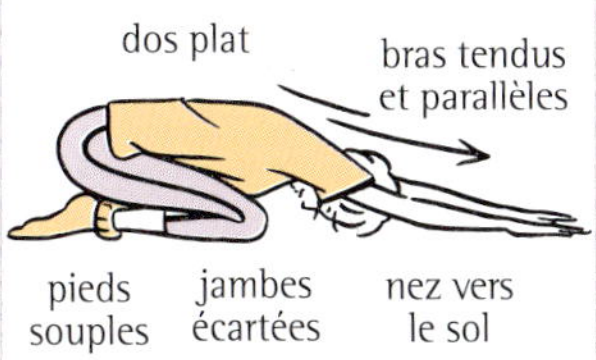

Le point important

Conservez les fessiers en appui sur les talons en permanence.

Saviez-vous...

La durée de vie maximale possible d'un être humain est évaluée à 120 ans environ. Certains chercheurs affirment que l'hypothalamus (région du diencéphale, seconde partie de l'encéphale embryonnaire) et l'hypophyse (glande neuro-endocrine située sous l'encéphale) interviendraient dans le processus de sénescence, ainsi que les hormones sexuelles (ce qui expliquerait en partie la différence de durée de vie entre la femme et l'homme).

Vos questions

Q : Peut-on prolonger les temps de pause de cette posture ?
R : Oui ! Toutefois il convient d'expirer durant toute la durée de l'extension.

Q : Peut-on étirer un bras après l'autre ?
R : Oui ! Mais il faut finir par un étirement des deux bras.

Exercice 2
Écarts et rapprochés des bras

Description

Assis : écartez et rapprochez les bras fléchis à 90° devant vous. Travaillez à votre rythme.

Respiration

- Inspirez par le nez en écartant les bras.
- Expirez par la bouche en les rapprochant.

Répétitions

Faites 2 séries de 8 « écartés-rapprochés ».
Reposez-vous une dizaine de secondes entre les séries.

L'erreur à éviter

Descendre les bras au cours de l'exercice : ils doivent rester parallèles au sol en permanence.

Et si c'est trop difficile !

Faites des mouvements de moindre amplitude.

Vos questions

Q : Cet exercice n'est-il pas plus facile à réaliser par les hommes que par les femmes ?
R : Pas forcément : les hommes sont avantagés par la musculature de leur poitrine ; en revanche, les femmes sont souvent plus souples au niveau des articulations des épaules.

Q : Est-il vraiment indispensable d'étirer les bras le plus loin possible vers l'arrière ?
R : Oui ! Mais en douceur... Il faut en effet conserver au maximum sa souplesse et on ne la garde qu'en l'exerçant !
Dans le cadre de cet exercice, les omoplates doivent se toucher... avec de l'entraînement !

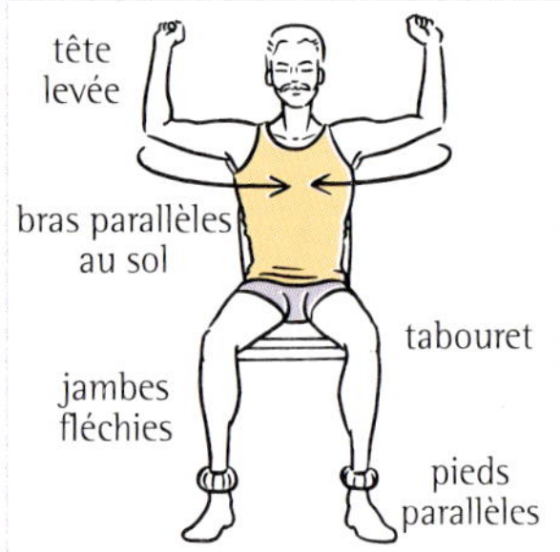

Le point important

Rapprochez le plus possible les bras devant vous. Les avant-bras doivent se toucher... ou presque !

Saviez-vous...

Les radicaux libres peuvent être toxiques et responsables de l'altération des principaux éléments de la cellule.
De plus, au fil du temps, les systèmes protecteurs de détoxification de l'organisme sont moins efficaces.
Le problème de sénescence peut en quelque sorte être considéré comme « multifactoriel ».
L'hérédité et tout ce qui touche à l'environnement de l'individu seraient responsables de la dégénérescence progressive des cellules.
Il faut donc à tout prix privilégier l'hygiène de vie (sommeil, alimentation, sport, etc.).

Exercices détaillés du mercredi

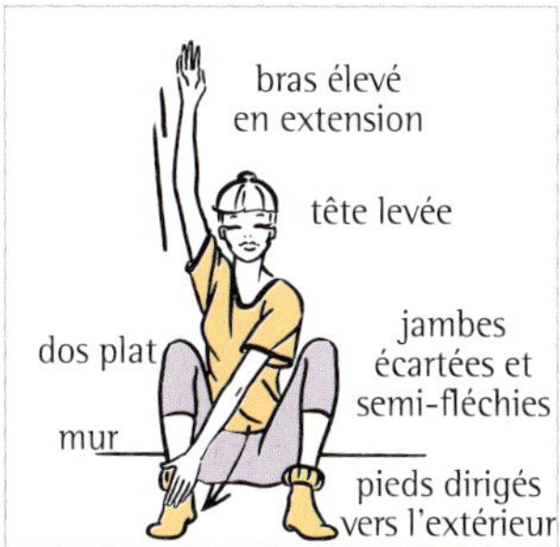

Le point important

Travaillez sans à-coup ni élan ; mais sur votre propre rythme avec régularité.

Saviez-vous...

La durée de vie moyenne entre 1900 et 1999 est passée de 45 à 74,9 ans pour les hommes et de 47 à 82,3 ans pour les femmes.
Aujourd'hui, comme elle augmente, un homme qui prend sa retraite à 60 ans peut espérer être retraité durant 20 ans, une femme à la retraite au même âge pourra l'être pendant 25,2 ans.
La population en France (métropolitaine) s'élève à 60 millions d'individus. Les moins de 20 ans représentent 25,6 %, les 20/59 ans, 53,9 % et les plus de 60 ans, 20,5 %. On constate aujourd'hui une réelle augmentation du nombre de personnes de plus de 60 ans, à savoir : en 1901, elles représentaient 12,7 % de la population, en 2000, 20,5 % et, en 2020, on en prévoit 26,8 %.

Exercice 3
Touchés du pied avec la main opposée

Description

Assis sur le sol, adossé à un mur : touchez le pied droit avec la main gauche puis inversement.
Travaillez à votre rythme.

Respiration

- Inspirez par le nez pendant le passage d'un pied à l'autre.
- Expirez par la bouche lorsque la main touche le pied.

Répétitions

Faites 2 séries de 8 mouvements alternés.
Reposez-vous une dizaine de secondes entre les séries.

L'erreur à éviter

Arrondir le dos en se penchant : il doit rester plat.
Il est préférable d'aller moins loin avec le dos plat plutôt que de toucher ses pieds avec le dos rond.

Et si c'est trop difficile !

Touchez vos genoux au lieu de vos pieds.

Vos questions

Q : Doit-on se pencher le plus possible pour réaliser cet exercice ?
R : Oui ! Mais toujours avec le souci de conserver une bonne position dorsale. C'est pour cela qu'il est préférable de regarder devant soi, plutôt que vers le sol.

Q : Comment progresser dans ce type d'exercice ?
R : Il suffit d'essayer de tendre les jambes (tout en continuant à toucher les pieds) ou de chercher à positionner la main à l'extérieur du pied.
Ces deux dispositions créent des difficultés supplémentaires et ainsi sont sources de progression.

Exercice 4
Ramenés des jambes vers soi

Description
Allongé sur le sol, les jambes à la verticale : ramenez les jambes vers vous. Travaillez lentement.

Respiration
- Inspirez lentement par le nez en éloignant les jambes.
- Expirez par la bouche en les rapprochant.

Répétitions
Faites 2 séries de 8 mouvements.
Reposez-vous une dizaine de secondes entre les séries.

L'erreur à éviter
Soulever le bassin avec élan : contrôlez plutôt tout l'ensemble du mouvement.

Et si c'est trop difficile !
Fléchissez légèrement les jambes. Éventuellement, placez un petit coussin sous votre tête et un autre sous les fessiers pour un meilleur confort.

Vos questions

Q : Que faut-il faire pour éviter que les jambes ne retombent trop à l'arrière vers le sol ?
R : Vous pouvez les fléchir davantage vers vous (cela enlève, bien sûr, de l'efficacité au mouvement) ou vous pouvez adosser vos jambes à un mur en ayant le bassin bien appuyé contre lui. Cette dernière solution est très efficace et permet de conserver une position dorsale totalement sécurisante.

Q : Si l'on ne ressent pas l'efficacité de la technique, que doit-on modifier ?
R : Entraînez-vous à contracter en permanence vos abdominaux tout en ramenant vos jambes. C'est une difficulté supplémentaire, qui est l'assurance d'une bonne réussite.

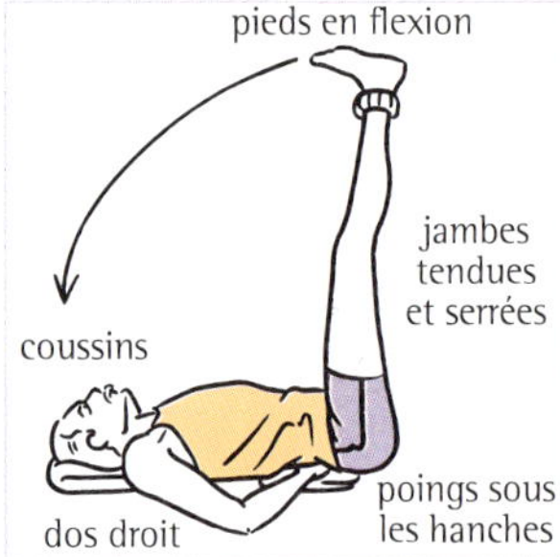

Le point important
Conservez la tête sur le sol durant toute la réalisation de l'exercice.

Évitez de la soulever à chaque ramené des jambes car cela peut occasionner une gêne au niveau des cervicales.

Saviez-vous...
**La déshydratation progressive de l'organisme contribue à son vieillissement.
En effet, les cellules d'un nouveau-né sont au maximum de leur hydratation, puis s'assèchent progressivement au fur et à mesure que l'individu avance en âge.
Ce phénomène est en partie responsable de certaines modifications morphologiques telles que la cyphose dorsale et les tassements vertébraux (liés à l'insuffisance d'hydratation des disques intervertébraux).**

Exercices détaillés du mercredi

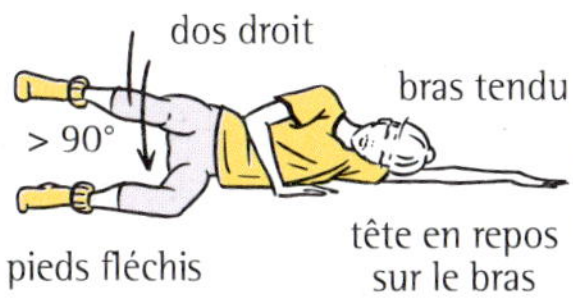

Le point important

Ne pas monter trop haut la jambe, ni la redescendre trop bas : les battements doivent être réalisés à 45° environ et être d'une amplitude de 20 à 30 cm pour être vraiment efficaces. L'angle entre l'arrière de la cuisse et le mollet de la jambe active doit être constant. L'action s'effectue au niveau de l'articulation de la hanche et non du genou !

Exercice 5
Élévation de la jambe supérieure fléchie

Description

Allongé sur le côté, les jambes repliées à 90° : faites de petits battements de la jambe supérieure repliée, élevée à 45°. Travaillez lentement.

Respiration

- Inspirez par le nez en descendant la jambe.
- Expirez par la bouche en l'élevant.

Répétitions

Faites 2 séries de 10 mouvements de chaque jambe. Reposez-vous une dizaine de secondes entre les séries.

L'erreur à éviter

Reposer la jambe active sur l'autre à chaque mouvement.

Et si c'est trop difficile !

Aidez-vous en soulevant un peu la jambe active avec la main.

Vos questions

Q : Est-il normal qu'une sensation de crampe survienne au bout de 5 à 6 mouvements ?
R : Oui ! Il est impossible d'exercer les muscles fessiers sans cette désagréable sensation de douleur musculaire. Pour progresser, il convient d'essayer de travailler sur la douleur.

Q : Est-il contre-indiqué de contracter les abdominaux pendant la durée de cet exercice ?
R : Non ! Toutefois il faut éviter de travailler en état d'apnée, et continuer à se concentrer pour le bon déroulement de la respiration.

Info santé

Comment l'organisme se défend-il face aux radicaux libres ?

Le corps produit des enzymes qui participent à l'élimination des radicaux libres. Ces enzymes agissent en association avec les oligo-éléments (sélénium, manganèse, cuivre, zinc).

N'hésitez donc pas à consommer des choux, des oignons, des céréales complètes, des poissons, des fruits et légumes secs… pour ne pas manquer d'oligo-éléments.

On revient donc inexorablement à l'importance de l'équilibre alimentaire afin de vieillir en forme.

Il n'existe aucune recette miracle pour vaincre efficacement les effets néfastes des radicaux libres.

On augmente simplement ses chances en ayant dès le plus jeune âge une bonne hygiène de vie.

Les cellules possèdent également des systèmes extrêmement performants de réparation de l'ADN qui peut être endommagé par les radicaux libres. Ces systèmes de réparation contribuent au maintien de l'intégrité de l'information génétique transmise lors de la division cellulaire.

Définition des radicaux libres

Les radicaux libres sont des molécules chimiques qui possèdent un électron libre extrêmement réactif (électron célibataire).

Dans les interactions moléculaires, ces électrons s'apparient par paire pour former des molécules stables. Les radicaux libres vont donc spontanément interagir avec d'autres molécules qui présentent un électron célibataire et modifier ainsi la structure chimique de ces molécules. Les nouvelles molécules ainsi formées peuvent être toxiques pour les cellules.

Ce qu'il faut éviter pour limiter la production de radicaux libres

- Les expositions prolongées au soleil.
- La pollution des grandes villes (difficile…).
- Les odeurs de peinture et de laque, de certains produits chimiques volatiles.
- Le tabagisme.
- Les examens radiologiques.
- Le stress.
- Les aliments grillés.

Programme du jeudi en 15 minutes

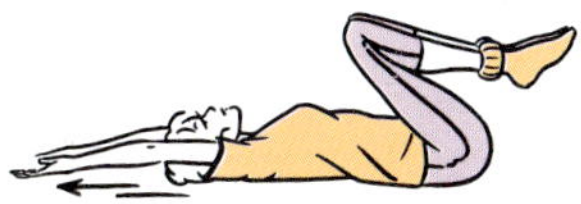

Exercice 1
Extension des bras

Commencez votre séance par cet agréable étirement. Vous ressentirez rapidement une sensation de détente musculaire jusqu'au bas du dos.

Objectif : étirement vertébral.

Répétitions : 3 extensions de 6 secondes chacune.

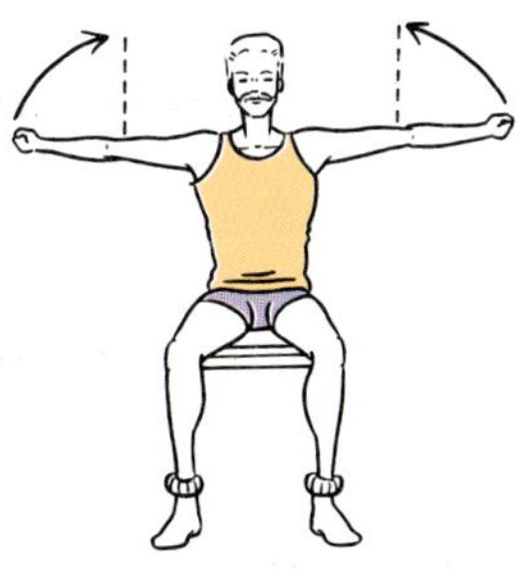

Exercice 2
Élévation des bras à la verticale

Cet exercice muscle et étire à la fois le haut du dos. Il permet de bien se redresser et de conserver un dos droit durant plusieurs heures.

Objectif : renforcement musculaire et étirement des bras et du haut du dos.

Répétitions : 2 séries de 8 élévations.

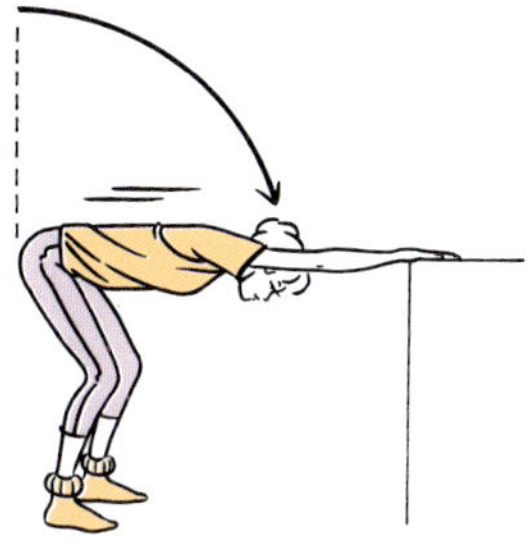

Exercice 3
Flexions avant du buste

Cette technique réalisée lentement permet d'améliorer rapidement l'aptitude à se baisser en toute sécurité.

Objectif : souplesse de la taille et renforcement musculaire des muscles lombaires.

Répétitions : 2 séries de 6 flexions.

Programme du jeudi en 15 minutes

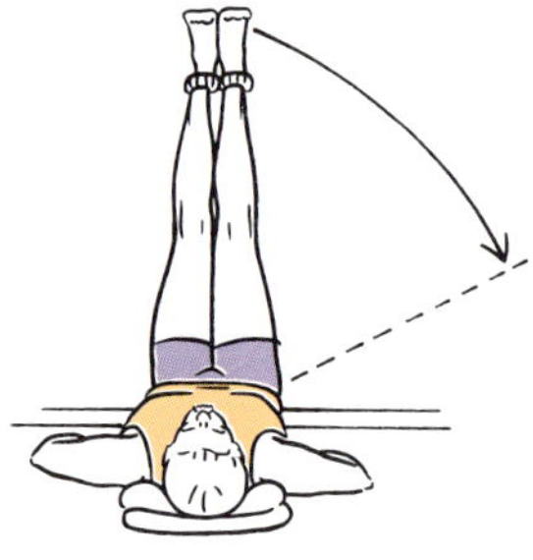

Exercice 4
Bascules alternées des jambes sur le côté

Les oubliés des cours de gym : les muscles obliques !
Ils sont discrets mais il est nécessaire de les entretenir.

Objectif : renforcement musculaire et assouplissement des muscles obliques.

Répétitions : 2 séries de 10 bascules.

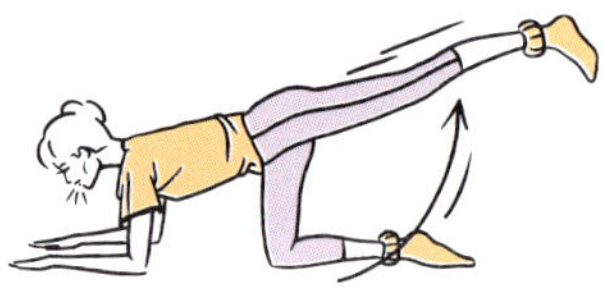

Exercice 5
Élévation de la jambe à l'arrière

Mouvement très connu pour renforcer le haut des muscles fessiers. Il ne crée aucune tension au niveau du dos.
Pensez juste à ne pas élever la jambe au maximum.

Objectif : renforcement musculaire de la partie supérieure des fessiers.

Répétitions : 2 séries de 8 élévations de chaque jambe.

Série

C'est le nombre de répétitions de mouvements.
Exemple :
2 séries de 10 mouvements signifie réaliser 2 fois 10 exercices avec un temps d'arrêt entre les séries.

Les détails de chaque technique se trouvent dans les pages suivantes.

Toujours de la diversité dans le choix des exercices qui vous sont proposés, pour éviter la monotonie certes, mais aussi pour exercer le maximum de fibres musculaires, même les moins actives !

Exercices détaillés du jeudi

Exercice 1
Extension des bras

Description
Allongé sur le dos, les jambes repliées légèrement écartées : étirez les bras dans le prolongement du corps pendant 6 secondes. Relâchez ensuite complètement votre corps pendant 8 secondes environ.

Respiration
- Inspirez par le nez pendant la phase de relâchement.
- Expirez par la bouche sur l'extension.

Répétitions
Faites 3 extensions.

L'erreur à éviter
Éloigner les genoux du corps pendant l'extension.

Et si c'est trop difficile !
Croisez les jambes semi-fléchies, et n'étirez qu'un bras après l'autre.

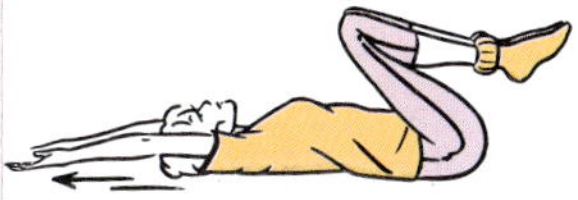

Le point important

Veillez à conserver en permanence le bas du dos bien en contact avec le sol.

Saviez-vous...
L'arthrose est due à l'usure du cartilage. Elle se manifeste différemment chez les hommes et chez les femmes car, pour ces dernières, elle affecte plutôt les mains, les genoux, les chevilles, les pieds, alors que chez les hommes, elle atteint plutôt les hanches, la colonne vertébrale et les poignets. L'arthrose survient à cause de plusieurs facteurs comme l'hérédité, l'obésité, l'inactivité ou d'anciens traumatismes. De nombreux médicaments soignent l'arthrite, de même que la chaleur (pour soulager les articulations). Il est possible également d'intervenir chirurgicalement. Pour éviter qu'une articulation ne soit trop endommagée par l'arthrose, veillez à réaliser des gestes contrôlés sans violence en ayant toujours à l'esprit la bonne position des articulations.

Vos questions
Q : Est-il normal de ressentir l'étirement jusqu'au bas du dos ?
R : Oui ! Cet exercice est très bénéfique pour le dos et soulage souvent un certain type d'inconfort vertébral dû à la répétition de mauvaises positions.

Q : Peut-on réaliser cet exercice au lit ?
R : Non ! Il vaut mieux s'étirer sur une surface relativement dure. Une moquette épaisse ou un tapis de gymnastique font très bien l'affaire.

Exercice 2
Élévation des bras à la verticale

Description

Assis les bras en croix : ramenez les avant-bras de la parallèle au sol à la perpendiculaire en les étirant au maximum vers l'arrière (les omoplates se touchant presque).
Travaillez à votre rythme.

Respiration

- Inspirez par le nez en abaissant les bras.
- Expirez par la bouche en les levant.

Répétitions

Faites 2 séries de 8 élévations des bras.
Reposez-vous une dizaine de secondes entre les séries.

L'erreur à éviter

Abaisser trop les bras et ne pas les positionner bien parallèles au sol.

Et si c'est trop difficile !

Fléchissez un peu les bras.

Vos questions

Q : Cet exercice est-il plus efficace si l'on hausse les épaules ?
R : Oui ! L'efficacité est beaucoup plus importante si l'on soulève les épaules en montant les bras. Vous pouvez même marquer un petit temps d'arrêt avec les bras en position haute.

Q : La position des poings (dirigés vers le haut ou vers le bas) est-elle vraiment importante ?
R : Oui ! Vous ne ressentirez pas la même sensation suivant leur positionnement. Vous pouvez ainsi vous exercer à faire une série de l'exercice avec les poings vers le bas, puis une autre avec les poings vers le haut.

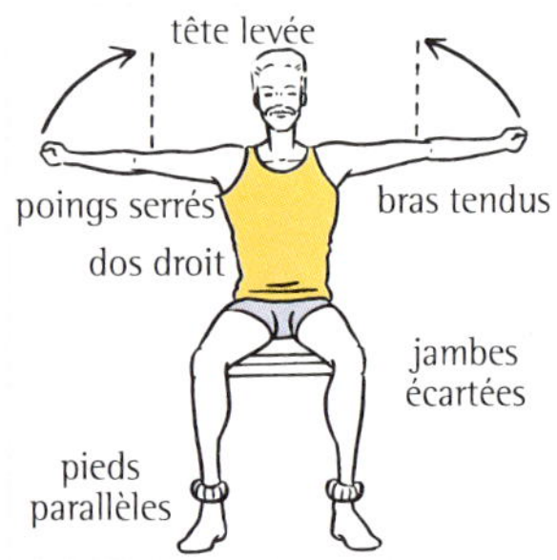

Le point important

Veillez à ce que vos bras touchent vos oreilles à chacune de leur élévation.

Saviez-vous...

Une carence en vitamine A peut entraîner des troubles de la vue, une modification de la peau et une chevelure à l'aspect terne.
Il a même été constaté une faiblesse vis-à-vis des infections.
On recommande un apport régulier de vitamine A, mais sans excès car celui-ci peut être toxique chez la femme enceinte par exemple.
On trouve cette vitamine dans la plupart des produits laitiers, les œufs, le foie, les rognons...
Mais attention : comme elle est liposoluble (soluble dans les graisses), elle se trouve en faible quantité dans les produits allégés.

Exercices détaillés du jeudi

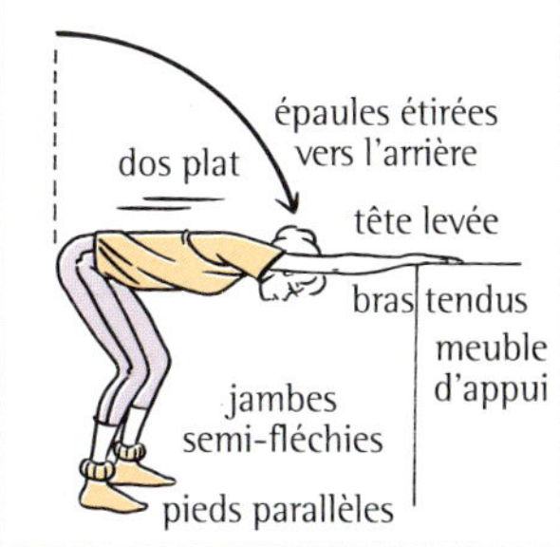

Le point important

Bien étirer le dos durant la phase immobile en poussant le bassin vers l'arrière sans bouger les mains.

Saviez-vous...

Certaines villes, comme Paris, font de réels efforts pour le droit au maintien à domicile des personnes âgées.
Par exemple, la carte Paris (il ne faut pas dépasser 2027,57 € d'impôt sur le revenu) propose 6 prestations, comme la télé-alarme qui est branchée sur une centrale d'écoute téléphonique, le service de restauration (de 3 € à 10 €), la coiffure à domicile (de 4,5 € à 17 €), les soins de pédicurie (de 3,8 € à 15 €), le transport accompagné pour bilan de santé et enfin le diagnostic habitat, que la « PACTE » offre sous forme d'assistance en vue d'améliorer le logement en cas de dépendance.

Exercice 3
Flexions avant du buste

Description

Debout : fléchissez le buste vers l'avant en prenant appui avec les mains sur un meuble (buffet, table, chaise).
Marquez un temps d'arrêt dans cette position pendant 3 secondes puis relevez-vous lentement, le dos droit.

Respiration

- Inspirez par le nez en descendant le buste vers l'avant.
- Expirez par la bouche sur l'extension dorsale.

Répétitions

Faites 2 séries de 6 flexions.
Décontractez-vous complètement entre les 2 séries pendant une dizaine de secondes.

L'erreur à éviter

Bouger les jambes en se redressant.

Et si c'est trop difficile !

Redressez-vous en conservant les mains en appui sur le meuble.

Vos questions

Q : Pourquoi doit-on se redresser le dos droit et non pas le dos rond comme en stretching ?
R : Cet exercice a pour but d'assouplir la région lombaire, mais également de la tonifier. Il convient donc de se redresser avec les muscles du dos contractés et non relâchés.

Q : Peut-on cependant se redresser le dos rond, tête relâchée, en le déroulant très lentement vertèbre par vertèbre si l'on souffre de problèmes lombaires ?
R : Bien sûr ! Mais dans ce cas, la technique ne sera bénéfique qu'au niveau de l'étirement.

Exercice 4
Bascules alternées des jambes sur le côté

Description

Sur le sol, le bassin contre un mur : faites passer les jambes en élévation de droite à gauche.
Travaillez lentement et avec des gestes de moyenne amplitude.

Respiration

- Inspirez par le nez en éloignant les jambes de la verticale.
- Expirez par la bouche en les éloignant sur le côté.

Répétitions

Faites 2 séries de 10 bascules alternées (à gauche puis à droite).

L'erreur à éviter

Laisser le poids des jambes entraîner le reste du corps sur le côté et être ainsi déséquilibré.
Il convient donc de contrôler au maximum l'exercice en ne prenant aucun élan.

Et si c'est trop difficile !

Fléchissez vos jambes.

Vos questions

Q : Pourquoi vaut-il mieux placer les mains ou les poings sous les fesses plutôt que d'avoir les bras en croix par exemple ?
R : Les mains (ou poings) placées sous le bassin le surélèvent, donnant ainsi plus d'aisance pour réaliser le mouvement. Cette position permet de sécuriser le dos au maximum. Cependant, on peut placer les bras en croix si l'on est plus entraîné.

Q : Les jambes ayant tendance à se desserrer lorsqu'elles vont vers le côté, comment peut-on pallier cet inconvénient ?
R : Travailler avec des gestes plus petits et n'augmenter leur amplitude que peu à peu et symétriquement.

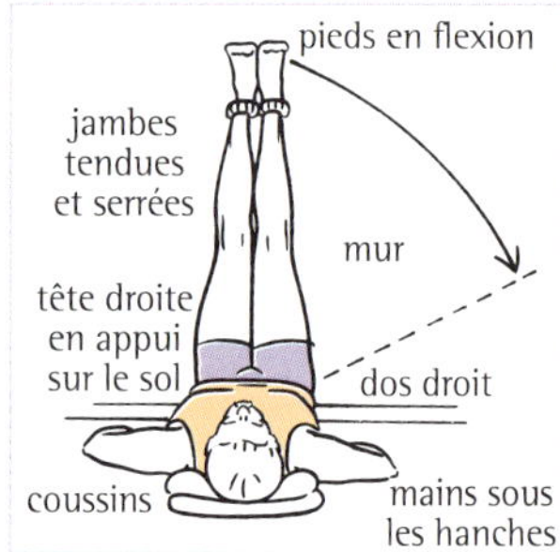

Le point important

Veillez à conserver en permanence le bassin le plus près possible du mur. Ceci permet d'éviter que les jambes ne portent vers l'arrière, créant ainsi une courbure lombaire.

Saviez-vous...

Seulement 1 % des personnes souffrant de maux de dos peuvent être soulagées par la chirurgie ; on constate qu'environ 80 % des maux peuvent être réduits à l'aide d'une médication, de massages, de techniques de relaxation, de la sophrologie, du repos et de techniques gestuelles spécifiques.

Exercices détaillés du jeudi

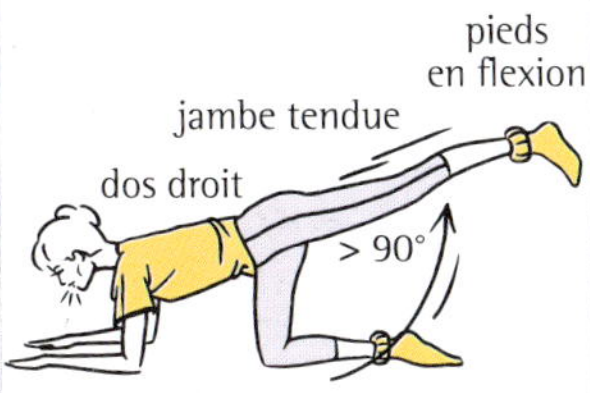

Le point important

Garder le dos le plus immobile possible durant toute la réalisation de l'exercice.

Saviez-vous...

De récentes enquêtes prouvent que l'état de santé des personnes âgées a tendance à s'améliorer ces dernières années.
Par rapport à 1981, on peut ainsi vivre sans réel problème 3 ans de plus pour les hommes et 2,6 ans pour les femmes.
Il y a même des personnes tellement en forme... qu'elles participent aux Jeux olympiques.
Le vainqueur du 100 mètres des plus de 60 ans a récemment réalisé un temps similaire à celui du vainqueur du sprint des Jeux olympiques de 1896.
Incroyable, non ?

Exercice 5
Élévation de la jambe à l'arrière

Description

En position quadrupédique (à quatre pattes) : élevez la jambe à l'arrière. Travaillez lentement.

Respiration

- Inspirez par le nez en descendant la jambe.
- Expirez par la bouche en la montant.

Répétitions

Faites 2 séries de 8 élévations de chaque jambe.
Reposez-vous une dizaine de secondes entre les séries.

L'erreur à éviter

Monter trop haut la jambe et ainsi cambrer le dos au niveau des lombaires.

Et si c'est trop difficile !

Fléchissez la jambe et prenez appui sur le sol avec le pied, à chaque mouvement.

Vos questions

Q : Peut-on réaliser cet exercice en cas de légère fragilité lombaire ?
R : Fragilité lombaire ne signifie pas traumatisme ; vous pouvez en conséquence réaliser sans problème cet exercice. Il vous suffit simplement de monter la jambe modérément.

Q : Peut-on se mettre sur les mains pour faire ce mouvement si l'on ressent un inconfort au niveau des coudes ?
R : Surtout pas ! Vous risqueriez de vous cambrer. Vous pouvez à la rigueur, si vous ne souffrez pas du dos, adopter la position mixte : être en appui sur une main et sur l'avant-bras.

Votre info du jour

Travaillez votre équilibre afin d'éviter au maximum les chutes !

N'hésitez pas à travailler les postures d'équilibre (sur les orteils ou sur un pied) afin de prévenir tout risque de déséquilibre. En cas de chute, sachez que la fracture la plus fréquente est celle du col du fémur. Elle peut parfois engendrer une dépendance ; bien sûr, la symptomatologie (étude des symptômes des maladies) est fonction des caractéristiques anatomiques de la fracture.

Le diagnostic d'une fracture s'effectue grâce aux signes cliniques et à la radiographie conventionnelle. La tomodensitométrie (scanographie) permet de visualiser une éventuelle fragilité. Un état de dénutrition peut être une des contre-indications au traitement chirurgical des fractures. On constate encore une fois l'importance de l'équilibre alimentaire tout au long de la vie.

Les fractures du col du fémur sont en général très douloureuses, même après une ostéosynthèse (intervention ayant pour but de réunir mécaniquement les fragments osseux d'une fracture à l'aide d'une pièce métallique). Le praticien prévoit donc un traitement antalgique.

L'activité physique constitue une réelle prévention et permet également un rétablissement rapide.

Donc, persévérez même si, certains jours, c'est un peu difficile.

Saviez-vous...

La quantité d'eau contenue dans l'organisme diminue de 17 % entre 20 et 60 ans. Elle correspond aux deux tiers du poids chez un adulte et à la moitié chez une personne âgée. Avec le temps, la masse musculaire diminue et, comme elle contient beaucoup d'eau, cela explique ce processus.

L'eau dans le corps est située dans l'espace extra-cellulaire (qui équivaut à 35 % de l'eau) et intra-cellulaire (qui contient 65 % de l'eau, soit environ 33 % du poids du corps).

Avec le temps (entre 20 et 65 ans), c'est l'eau extra-cellulaire qui diminue de 40 %.

Donc, même si cela n'est pas la solution du problème, hydratez votre organisme en permanence (afin de ne pas accentuer ce phénomène) et hydratez également quotidiennement votre peau avec des produits cosmétiques de qualité.

Programme du vendredi en 15 minutes

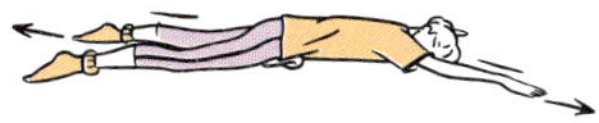

Exercice 1

Extension d'un bras et de la jambe opposée

Étirez en douceur tout votre corps avec cette technique de stretching très connue. (N'oubliez pas la serviette roulée sous la taille.)

Objectif : étirement général du corps.

Répétitions : 4 extensions de 6 secondes chacune.

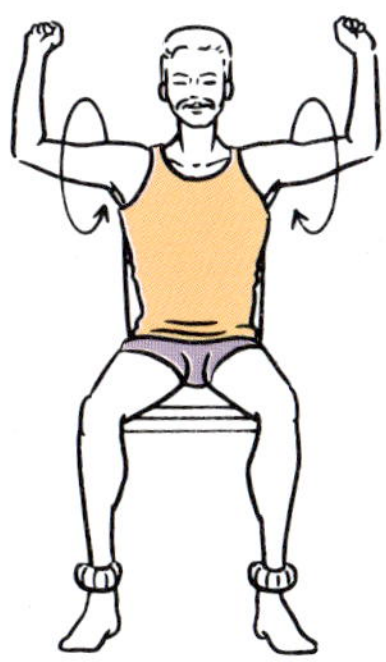

Exercice 2

Cercles des bras sur les côtés

Travail complet pour les épaules et le haut du dos avec cet exercice simple, mais efficace.

Objectif : tonification du haut du corps.

Répétitions : 2 séries de 6 cercles dans un sens puis 2 séries de 6 cercles dans l'autre sens.

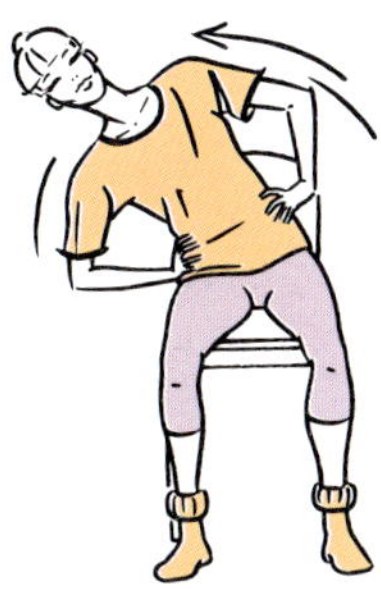

Exercice 3

Flexions du buste à gauche et à droite en alternance

La progression est très vite visible avec cet exercice du fait de la position assise. On peut ainsi plus aisément se concentrer sur la partie à exercer.

Objectif : tonicité et souplesse du tronc.

Répétitions : 2 séries de 10 flexions alternées.

Programme du vendredi en 15 minutes

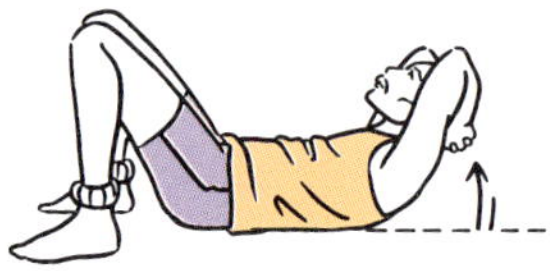

Exercice 4
Relevés du buste

Le plus classique des exercices pour les abdominaux !
Il est facile à réaliser et ne nécessite aucune aptitude physique particulière.

Objectif : renforcement du haut des abdominaux.

Répétitions : 2 séries de 12 relevés de buste.

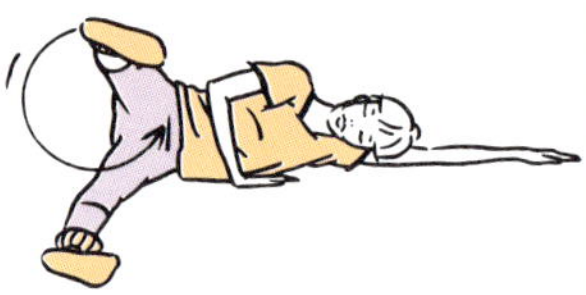

Exercice 5
Petits cercles de la jambe supérieure

La réalisation des cercles permet une rapide tonification musculaire tout en exerçant un grand nombre de fibres musculaires.

Objectif : renforcement musculaire de la partie médiane de la fesse.

Répétitions : 2 séries de 6 cercles dans un sens puis 6 cercles dans l'autre, de chaque jambe.

Série

C'est le nombre de répétitions de mouvements.
Exemple :
2 séries de 10 mouvements signifie réaliser 2 fois 10 exercices avec un temps d'arrêt entre les séries.

Les détails de chaque technique se trouvent dans les pages suivantes.

Les exercices d'aujourd'hui sont volontairement plus axés sur la recherche de la tonicité musculaire. Donc, respectez bien leur ordre chronologique et les phases de repos, afin d'éviter les courbatures.

Exercices détaillés du vendredi

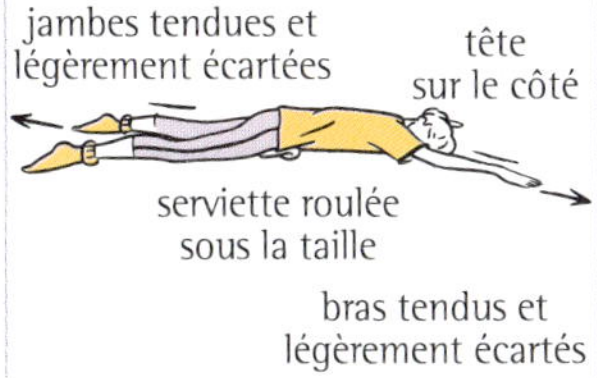

Le point important

N'oubliez pas de placer une serviette roulée sous la taille afin de pallier un inconfort au niveau des vertèbres lombaires.

Saviez-vous...

Pour vivre le plus longtemps possible avec un cœur en excellente forme, il suffit de suivre cette recette : plusieurs rires journaliers, des séances d'activité physique régulière et une nourriture équilibrée relativement légère permettent de vivre plus longtemps ! C'est le résultat d'une étude très sérieuse de l'université de Maryland. D'après cette étude, suivre cette prescription protégerait des crises cardiaques. Elle suppose que la tension nerveuse provoquerait une détérioration du tissu protecteur interne des vaisseaux sanguins en raison d'une accumulation de graisse.

Exercice 1
Extension d'un bras et de la jambe opposée

Description

À plat ventre : étirez pendant 5 secondes un bras en même temps que la jambe qui lui est opposée.
Relâchez-vous ensuite pendant 6 secondes environ.

Respiration

- Inspirez par le nez pendant la phase de relâchement.
- Expirez par la bouche pendant la phase d'extension.

Répétitions

Faites 4 extensions alternées (bras gauche – jambe droite et bras droit – jambe gauche).

L'erreur à éviter

Trop décoller la jambe du sol en extension et, de ce fait, avoir tendance à la fléchir.

Et si c'est trop difficile !

Réduire le temps d'extension à 3 secondes.

Vos questions

Q : Décoller un peu du sol la jambe et le bras étirés constitue-t-il une erreur ?
R : Non ! À condition qu'ils soient en extension maximale.

Q : Peut-on tenir les pieds d'un lit par exemple afin de mieux réaliser cet exercice ?
R : Non ! Car cela ne permet pas une extension maximale du bras censé être étiré.

Exercice 2
Cercles des bras fléchis

Description

Assis, les bras parallèles au sol, les avant-bras perpendiculaires : faire des cercles de moyenne amplitude des bras en conservant en permanence l'angle droit entre les bras et les avant-bras. Travaillez à votre rythme.

Respiration

- Inspirez par le nez sur la partie descendante du cercle.
- Expirez par la bouche sur la partie ascendante du cercle.

Répétitions

Faites 2 séries de 6 cercles vers l'arrière puis 2 séries de 6 cercles vers l'avant.

L'erreur à éviter

Ne pas étirer suffisamment les épaules à l'arrière en permanence, ce qui annihile en partie les effets de l'exercice.

Et si c'est trop difficile !

Faites des cercles de plus petite amplitude.

Vos questions

Q : Est-ce un réel problème que de ne pas réaliser ces cercles symétriquement ?
R : Non ! Cela n'a pas d'incidence sur de si courtes séries. Il arrive cependant qu'avec certains types de difficultés articulaires, il soit difficile de synchroniser les deux bras.

Q : Au bout de combien de temps de pratique peut-on réaliser cet exercice avec des poids de 500 g par exemple ?
R : Cela est bien sûr très personnel, toutefois au bout de 3 ou 4 mois d'activité physique régulière, vous pouvez commencer à utiliser de petits poids si vous en ressentez le besoin.

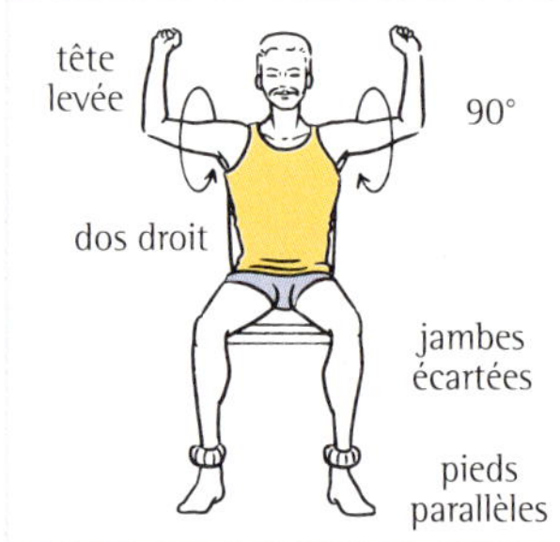

Le point important

Ne pas ramener les bras devant vous : ils doivent impérativement rester sur les côtés pour exercer les épaules et le haut du dos.

Saviez-vous...

Au Japon, le nombre de seniors de plus de 65 ans est aujourd'hui de 17,2 %, alors qu'il n'était que de 9,1 % en 1980 et qu'il est estimé à 25,2 % pour 2015.
Les responsables politiques et économiques ont donc décidé de les faire participer à la vie économique de la nation.
À cet effet, d'importantes sociétés réembauchent des sexagénaires, la plupart d'entre eux n'ayant d'ailleurs qu'un désir : celui de retravailler !

Exercices détaillés du vendredi

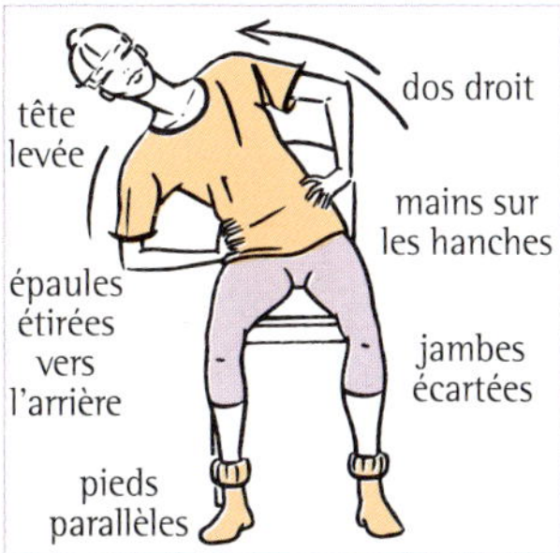

Le point important

Allez le plus loin possible sur le côté en maintenant le dos bien droit.

Saviez-vous...

La vie de l'être humain comporte quatre phases :

- **la première, située avant la naissance, se caractérise essentiellement par la division cellulaire (au 6e mois de grossesse, la totalité des neurones est élaborée),**
- **la deuxième va de la naissance à la maturité (phase d'augmentation de volume des cellules),**
- **la troisième concerne prioritairement l'entretien des diverses fonctions et la remise en état des zones endommagées,**
- **la quatrième se caractérise par le ralentissement général des fonctions.**

Exercice 3

Flexions du buste à gauche et à droite en alternance

Description

Assis : fléchissez le buste à droite et à gauche en alternance.
Travaillez à votre rythme.

Respiration

- Inspirez par le nez en vous redressant.
- Expirez par la bouche en vous penchant.

Répétitions

Faites 2 séries de 10 flexions alternées.
Reposez-vous une dizaine de secondes entre les séries.

L'erreur à éviter

Arrondir le dos en tirant insuffisamment les épaules à l'arrière.

Et si c'est trop difficile !

Prenez appui sur vos genoux avec les mains.

Vos questions

Q : Est-ce important si l'on ne fléchit que fort peu le buste ?
R : Il importe de travailler suivant ses possibilités et mieux vaut fléchir un peu avec le dos bien droit que beaucoup avec le dos rond.

Q : Est-il normal de ressentir une sensation d'étirement jusque dans le dos ?
R : Oui ! Cet exercice n'étire pas que les muscles obliques, mais aussi latéralement certains muscles dorsaux.

Exercice 4
Relevés du buste

Description

Sur le dos : pratiquez des relevés de buste.
Travaillez à votre rythme.

Respiration

- Inspirez par le nez en redescendant le buste.
- Expirez par la bouche en vous redressant.

Répétitions

Faites 2 séries de 12 relevés de buste.
Reposez-vous une dizaine de secondes entre les séries.

L'erreur à éviter

Tirer sur la nuque avec les mains et « casser » ainsi les vertèbres cervicales : elles doivent rester dans l'axe du corps ; les mains ne jouent qu'un rôle de support de la tête sans la pousser vers l'avant.

Et si c'est trop difficile !

Reposez doucement votre tête sur le sol à chaque mouvement.

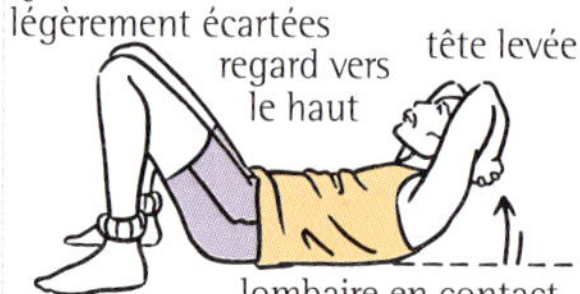
coudes étirés au maximum vers l'arrière
jambes fléchies et légèrement écartées
regard vers le haut
tête levée
lombaire en contact avec le sol
pieds parallèles sur le sol

Le point important

Regardez bien vers le haut en permanence et non pas devant vous afin d'éviter toute mauvaise position du cou.

Saviez-vous...

L'alcool est considéré comme un nutriment (denrée chimique utilisable telle quelle pour l'alimentation des cellules vivantes, comme le carbone, l'azote, les oligo-éléments, ou assimilable sans digestion préalable comme le glucose ou les acides aminés), mais attention : il ne comporte aucune qualité nutritive.
De plus, les 7 calories par gramme qu'il apporte ne sont pas utilisées pour la dépense énergétique.
Les calories de l'alcool sont détruites par le foie ; on constate dans ce cas que pendant que le foie attaque l'alcool, il ne dégrade pas les graisses, d'où parfois la naissance ou l'entretien d'un surplus pondéral.

Vos questions

Q : La position des jambes est-elle importante ?
R : Oui ! Les mollets doivent rester perpendiculaires au sol.

Q : Est-il normal, si l'on a les coudes écartés au maximum vers l'arrière, de ne pouvoir soulever le buste que très peu?
R : Oui, cette forme de travail est très intéressante car elle exerce une action en profondeur du muscle « grand droit », notamment dans sa partie supérieure.

Exercices détaillés du vendredi

Exercice 5
Petits cercles de la jambe supérieure tendue

Description

Allongé sur le côté, les jambes tendues à 90° : élevez la jambe à 45°, faites à cette hauteur de petits cercles. Travaillez lentement.

Respiration

- Inspirez par le nez sur la descente des cercles.
- Expirez par la bouche sur la montée.

Répétitions

Faites 2 séries de 6 cercles dans un sens, puis dans l'autre sens (24 cercles en tout).
Reposez-vous une dizaine de secondes entre les séries.

L'erreur à éviter

Fléchir trop la jambe active, ce qui annihile l'efficacité du mouvement.

Et si c'est trop difficile !

Faites des cercles de moindre amplitude.

Vos questions

Q : Pourquoi doit-on avoir le pied de la jambe supérieure fléchi et dirigé vers le bas ?
R : Cela rend le mouvement au niveau des fessiers beaucoup plus efficace et aussi… plus intense, la « douleur » étant due à l'apparition de l'acide lactique dans les muscles. Mais c'est tout à fait normal !

Q : Où doit-on placer le bras qui ne soutient pas la tête ?
R : Devant soi, de préférence replié, afin d'éviter toute torsion vertébrale. Il ne faut pas le placer à l'arrière.

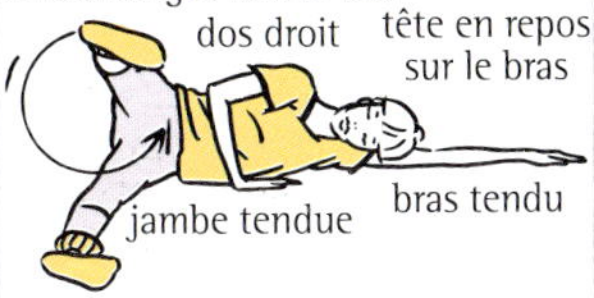

Le point important

Conserver les jambes le plus possible à angle droit.

Avoir (si l'on peut…) les jambes à angle droit permet une sécurité totale au niveau des vertèbres lombaires.

Saviez-vous…

L'homme perd 144 os entre la petite enfance et l'âge adulte. En effet, le squelette d'un nouveau-né comporte 350 os (dont certains se soudent entre eux pour créer les 206 os d'un adulte).
Toutefois, sachez que certaines personnes ont des os en plus ou en moins (on peut avoir une paire de côtes en plus, par exemple).
On constate également des protubérances osseuses plus ou moins marquées (notamment au niveau des dernières vertèbres) chez certains sujets.

Votre info du jour

Organes et protéines

Dès la formation de la première cellule, après fécondation, les cellules synthétisent, à partir des acides aminés, des protéines qui sont indispensables à leur fonctionnement. Au cours de la vie, l'organisme en transforme plus de 5 tonnes.

Il n'est pas nécessaire de manger énormément pour obtenir les protéines nécessaires à la fabrication des acides aminés qui permettront de synthétiser des nouvelles protéines pour les cellules. 60 grammes par jour environ suffisent (que l'on peut trouver dans un verre de lait par exemple).

Il ne faut pas oublier que, entre autres, la peau, les cheveux, les fibres musculaires, les enzymes, etc. sont constitués de protéines.

Il faut donc en consommer et veiller à ne pas être dans un état de carence qui peut provoquer une perte de masse musculaire (chez un enfant, cela peut entraîner un arrêt de croissance).

En revanche, consommer trop de protéines conduit à un stockage sous forme de graisse, pouvant entraîner l'obésité.

La production de certaines substances chimiques synthétisées ou transportées dans le cerveau est influencée par l'apport alimentaire. Ceci est le cas de la sérotonine, qui est élaborée par les cellules nerveuses et libérée au niveau des synapses. Elle assure la communication entre cellules nerveuses. La sérotonine est fabriquée à partir d'un acide aminé nommé tryptophane, présent dans de nombreux aliments.

Saviez-vous...

La croissance d'un être humain ne s'effectue pas à un rythme constant.
Son maximum se situe avant la naissance (un fœtus a la capacité de multiplier par deux milliards et demi son poids de départ). Les deux premières années de vie, ainsi que la période pubertaire, sont également des moments importants de croissance. Un adolescent peut grandir de 10 à 15 cm en un an.
Avant l'adolescence, un enfant ne grossit que de 3 kg par an environ. Toutefois, à un an, un bébé pèse trois fois plus que lorsqu'il est né, et sa taille a augmenté de 50 %.
De l'adolescence à l'âge adulte, les os s'allongent. Ainsi, dès que les cellules des cartilages cessent de se diviser, les centres de croissance (tels le fémur ou le tibia) durcissent et forment l'os (cela peut se produire jusqu'à 20 ans).
Le sternum atteint sa structure définitive vers 25 ans.

Programme du samedi en 15 minutes

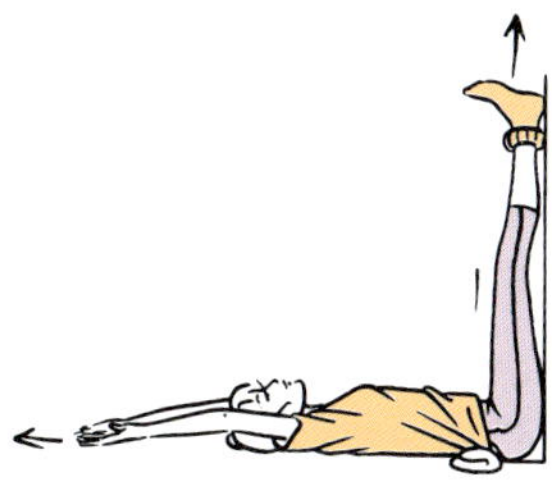

Exercice 1
Extension des bras et des jambes simultanément

Peu conformiste, cet exercice est recommandé aux personnes souffrant d'insuffisance veineuse ou de jambes lourdes.

Objectif : étirement général du corps.

Répétitions : 4 extensions de 6 secondes chacune.

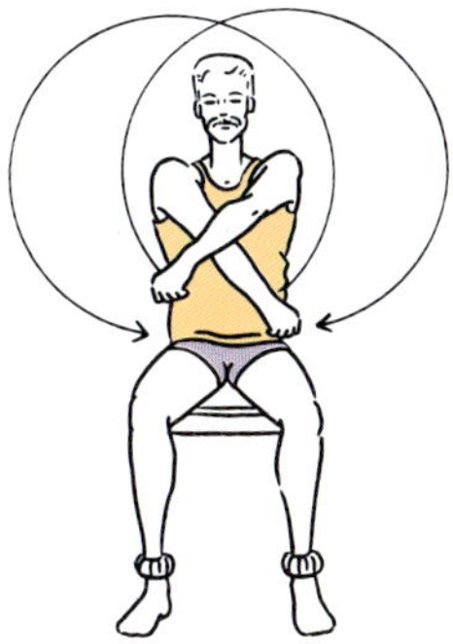

Exercice 2
Cercles des bras devant soi

À réaliser lentement et avec attention, ce mouvement délie vraiment les articulations.

Objectif : souplesse des articulations et tonicité des bras.

Répétitions : 6 cercles des bras dans un sens puis 6 cercles dans l'autre sens.

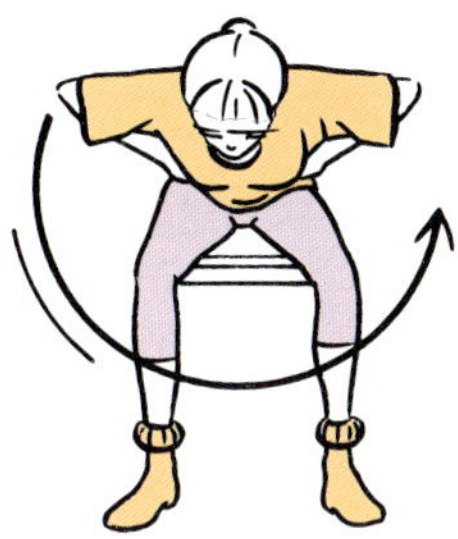

Exercice 3
Cercles du buste

Non ! Il ne vous donnera pas le « tournis » : il suffit de le réaliser avec lenteur.

Objectif : souplesse et tonification de la taille.

Répétitions : 5 cercles dans un sens puis 5 cercles dans l'autre.

Programme du samedi en 15 minutes

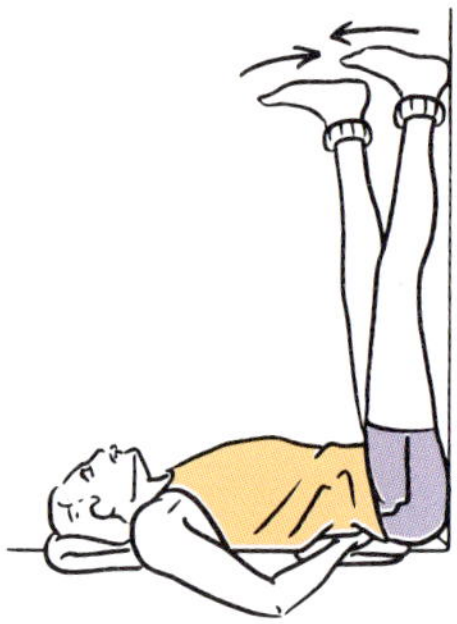

Exercice 4
Petits battements des jambes tendues

Sécurité absolue pour le dos et restructuration du ventre assurées avec cet exercice.

Objectif : renforcement de la partie inférieure des abdominaux et souplesse des jambes.

Répétitions : 2 séries de 12 battements.

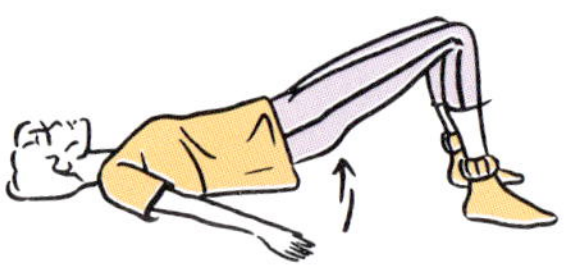

Exercice 5
Élévation du bassin

Cet exercice change un peu des classiques et met en action des fibres musculaires qui n'ont pas l'habitude de s'activer.

Objectif : étirement des cuisses et renforcement des muscles fessiers.

Répétitions : 2 séries de 12 élévations.

Série

C'est le nombre de répétitions de mouvements.
Exemple :
2 séries de 10 mouvements signifie réaliser 2 fois 10 exercices avec un temps d'arrêt entre les séries.

Voir les détails de chaque technique dans les pages suivantes.

Plus axés sur la souplesse, les exercices qui vous sont proposés ci-après sont agréables à réaliser et procurent une réelle sensation de détente et de souplesse, à la fois musculaire et articulaire.

Exercices détaillés du samedi

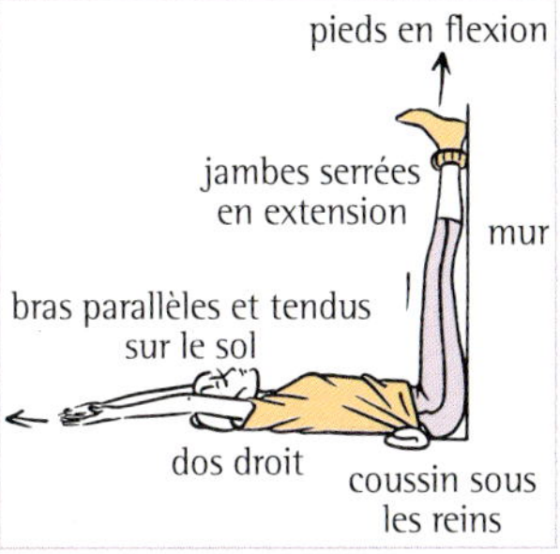

Le point important

Bien étirer en même temps les bras et les jambes et non pas les uns après les autres.

Saviez-vous...

On nomme mono-insaturées les graisses possédant une structure d'atomes de carbone reliés par une liaison double.
Ce sont des graisses qui se trouvent dans les avocats, le lait, les noisettes, l'huile d'olive.
Il est important de donner la priorité aux graisses mono-insaturées car elles réduisent le taux du « mauvais cholestérol ».
Elles diminuent également les risques de problèmes cardio-vasculaires.

Exercice 1

Extension des bras et des jambes simultanément

Description

Sur le dos, les jambes appuyées contre un mur, les bras dans le prolongement du corps : étirez au maximum les jambes vers le haut et les bras derrière la tête pendant 6 secondes puis relâchez-vous complètement pendant 6 secondes également.

Respiration

• Inspirez doucement par le nez sur la phase de relâchement.
• Expirez par la bouche (en gonflant au maximum la cage thoracique) sur la phase d'étirement.

Répétitions

Faites 4 étirements de 6 secondes chacun.

L'erreur à éviter

Décoller le bassin du sol durant l'extension.

Et si c'est trop difficile !

Diminuez le temps d'extension à votre convenance et placez un petit coussin sous les fessiers afin de surélever le bassin.

Vos questions

Q : On a parfois tendance à étirer un côté plus que l'autre. Est-ce un problème ?
R : Il vaut mieux essayer de procéder à une extension symétrique et éviter de prendre l'habitude de travailler avec une certaine dissymétrie.

Q : Peut-on avoir des courbatures avec ce genre d'exercice tout en étirement ?
R : Cela peut arriver ! C'est cependant plus rare sur des séries courtes (de 3 ou 4 mouvements) que sur une heure de pratique, bien sûr. C'est souvent l'insuffisance d'entraînement et la nouveauté dans la gestuelle qui sont sources de courbatures.

Exercice 2
Cercles des bras devant soi

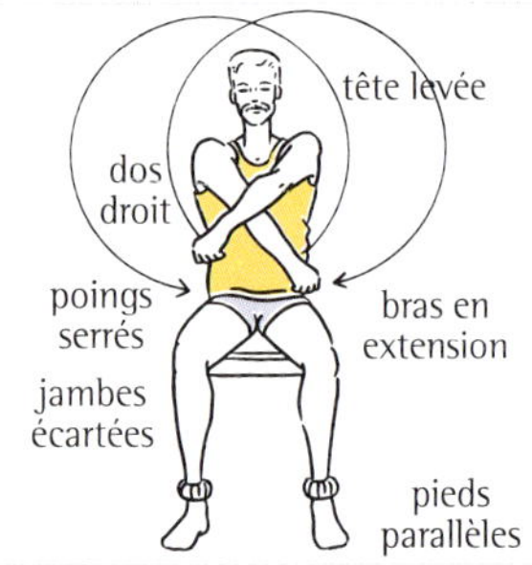

Description

Assis : faites des cercles simultanés avec les bras croisés devant vous. Travaillez lentement.

Respiration

- Inspirez par le nez sur l'abaissement des bras.
- Expirez par la bouche sur la montée des bras.

Répétitions

Faites 6 cercles des bras dans un sens, puis 6 cercles dans l'autre.

L'erreur à éviter

Mouvoir le dos à chaque mouvement des bras.

Et si c'est trop difficile !

Fléchissez légèrement les bras.

Le point important

Étirez au maximum vos épaules à l'arrière à chaque cercle en passant bien les bras près des oreilles.

Saviez-vous...

On nomme poly-insaturées les graisses dont les atomes de carbone possèdent des liaisons multiples.
Celles que l'on trouve dans les poissons gras se nomment « acides gras oméga-3 ».
Elles ont une action bénéfique contre les risques de maladies cardio-vasculaires.
Celles que l'on absorbe dans la viande, les huiles de tournesol ou de maïs et les pâtes sont des « graisses poly-insaturées oméga-6 ».
Ces graisses aident à réduire le niveau de « mauvais cholestérol » dans le sang.

Vos questions

Q : Peut-on hausser les épaules à chaque rotation des bras ?
R : C'est recommandé, afin d'augmenter l'efficacité du mouvement.

Q : N'y a-t-il pas un risque de contracture au niveau du cou, avec ce style de mouvement ?
R : C'est possible... suivant l'état de vos vertèbres cervicales. À l'instar des exercices similaires, il convient de décontracter le cou à la fin ou en cours de série. Sur des séries aussi courtes, le risque est faible.

Exercices détaillés du samedi

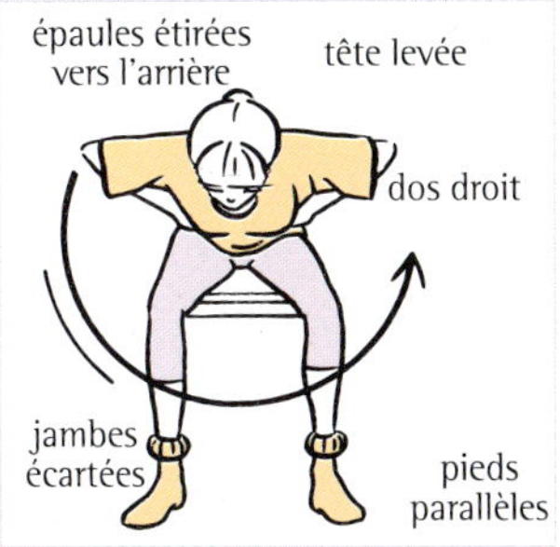

Le point important

Allez le plus loin possible sur la droite et sur la gauche.

Saviez-vous...

Si vous décidez de consommer des substituts de repas, soyez vigilant sur leur composition. Vérifiez qu'ils contiennent bien des sels minéraux, des vitamines, etc. N'oubliez pas qu'ils ne doivent pas remplacer plus d'un repas par jour. Les substituts de repas riches en protéines sont préférables (pour avoir un apport protéiné équilibré, il faut : 1 g de protéine par jour et par kg de masse corporelle).

Ils doivent également être composés d'une vingtaine de grammes de glucides (à index glycémique bas, bien sûr), de fibres alimentaires et d'un peu de lipides (entre 5 et 10 g).

Les substituts de repas sont à utiliser ponctuellement, pour une cause bien déterminée, et ne doivent en aucun cas devenir une habitude alimentaire !

Exercice 3
Cercles du buste

Description

Assis : faites un cercle complet du tronc dans un sens, puis dans l'autre. Travaillez lentement.

Respiration

- Inspirez par le nez en descendant le buste.
- Expirez par la bouche au cours de la remontée du cercle.

Attention à ne pas faire le contraire : ceci n'est pas un exercice de relaxation, mais de tonification : on expire pendant l'effort, donc en remontant le buste.

Répétitions

Faites 5 cercles dans un sens, puis 5 cercles dans l'autre. Reposez-vous une dizaine de secondes.

L'erreur à éviter

Arrondir le dos ! Cela arrive d'autant plus que l'on regarde le sol en arrondissant la nuque.

Et si c'est trop difficile !

Faites des cercles de plus petite amplitude en descendant moins et prenez appui avec vos mains sur vos genoux.

Vos questions

Q : Est-il possible que cet exercice donne le tournis ?
R : Pas s'il est réalisé lentement en intervertissant le sens des cercles.

Q : Est-il nécessaire de se pencher beaucoup vers l'avant ?
R : Il faut se pencher avec le dos au moins parallèle au sol, sauf bien sûr si cette position crée la moindre gêne.

Exercice 4
Petits battements des jambes tendues

Description

Allongé sur le dos, les jambes en élévation contre un mur : faites de petits battement des jambes. Travaillez à votre rythme.

Respiration

• Inspirez par le nez et expirez lentement par la bouche sur un rythme régulier.

Répétitions

Faites 2 séries de 12 battements.
Reposez-vous une dizaine de secondes entre les séries.

L'erreur à éviter

Prendre appui sur le mur avec les talons pour prendre de l'élan.

Et si c'est trop difficile !

Fléchissez légèrement les jambes et surélevez plus le bassin, par exemple à l'aide d'un coussin assez épais.

Vos questions

Q : Est-il conseillé de surélever le buste pour obtenir une efficacité plus globale ?
R : Si vous désirez une contraction plus intense et plus générale, vous pouvez, en effet, croiser vos doigts derrière la nuque, les coudes étirés vers l'arrière pour élever légèrement le buste et le maintenir ainsi immobile, pendant toute la durée des battements.

Q : Doit-on décoller le bassin en réalisant les battements ?
R : Non ! Mais ce n'est pas une erreur que de le décoller (c'est simplement un autre exercice).

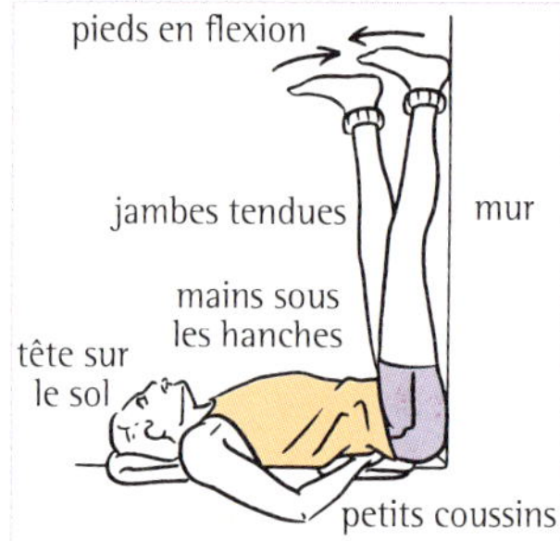

Le point important

Évitez d'être déséquilibré sur le côté.

Pour cela, contractez bien vos abdominaux et travaillez sur un rythme régulier, sans à-coup !

Saviez-vous...

Il ne faut pas abuser de la phytothérapie.
Par exemple : on parle beaucoup du ginseng comme plante susceptible de faciliter le comportement et d'exciter les facultés psycho-intellectuelles. Il a la réputation d'améliorer l'état des diabétiques.
Il convient toutefois de ne pas le consommer en excès. Comme d'autres médications, la phytothérapie doit être suivie avec l'avis d'un médecin, qui saura vous conseiller pour les ingrédients et leur dosage !

Exercices détaillés du samedi

Exercice 5
Élévation du bassin

Description

Sur le dos, le bassin en élévation, les jambes fléchies : faites de petites élévations du bassin. Travaillez lentement.

Respiration

- Inspirez par le nez en descendant le bassin.
- Expirez par la bouche sur sa montée.

Répétitions

Faites 2 séries de 12 élévations.
Reposez-vous une dizaine de secondes entre les séries.

L'erreur à éviter

Monter trop haut le bassin en forçant et, de fait, risquer de se cambrer.

Et si c'est trop difficile !

Aidez-vous en soutenant les hanches avec les mains (les coudes en appui sur le sol).

Vos questions

Q : Peut-on faire cet exercice en appui sur les orteils et non pas sur la plante des pieds ?
R : Bien sûr ! Mais il convient de garder les mollets perpendiculaires au sol et les pieds parallèles entre eux !

Q : Peut-on varier les amplitudes de cet exercice ?
R : Oui ! Mais seulement après avoir réalisé les deux séries, si cela semble trop facile.
On peut ainsi intercaler une série de 12 petites élévations avec une série de 15 grandes élévations (toujours sur un rythme lent !).

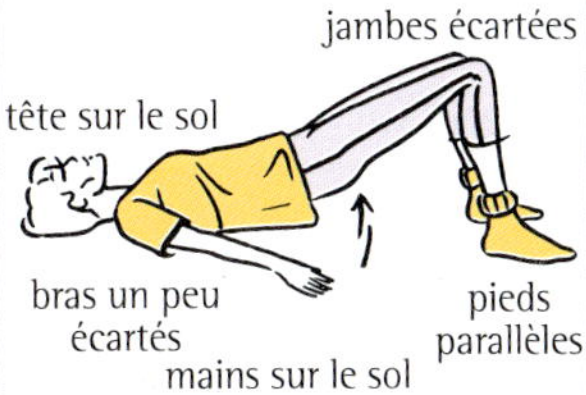

Le point important

Travaillez sans à-coup avec une grande régularité en contractant le plus possible les muscles fessiers durant toute la durée de cet exercice.

Saviez-vous...

Il est actuellement reconnu que le vin rouge est bénéfique pour le sysytème cardio-vasculaire. Il augmente le taux de bon cholestérol et contient des tanins ainsi que des polyphénols qui diminuent la coagulation sanguine.
En revanche, la consommation excessive d'alcool peut entraîner des troubles d'ordre neurologique ou du pancréas et du foie.
La consommation tolérée pour ne pas prendre de poids est de deux verres de vin par jour.

Votre info du jour

L'activité physique augmente la densité osseuse !

Les os ont une structure dynamique et doivent s'adapter à des contraintes permanentes. Ils subissent ainsi l'action continue des ostéoclastes (grandes cellules situées dans la moelle osseuse détruisant la substance osseuse persistante) mais aussi heureusement celle des ostéoblastes (cellules jeunes de la moelle osseuse et de la couche ostéogène du périoste, qui élaborent la substance osseuse fondamentale – osséine – dans laquelle elle finit par être emprisonnée).

Pratiquer avec régularité et sérieux une activité physique améliore la densité et la résistance osseuses.

Ce sont essentiellement les exercices d'appui qui permettent cette amélioration ; la marche par exemple est recommandée ainsi que la natation, de même que les exercices de résistance (comme le travail léger de musculation).

Pour que ce soit efficace, il faut s'entraîner jusqu'à ressentir une certaine fatigue musculaire.

L'atrophie (dépérissement des masses musculaires et osseuses) survient lorsqu'un sujet diminue ses activités physiques. Il en résulte une diminution du tonus, de la force musculaire, de la souplesse, mais également une perte de densité musculaire et osseuse. C'est l'occasion pour une arthrose naissante, par exemple, de se développer.

Le sport sans excès préserve les articulations en favorisant la circulation du liquide synovial ; en cas d'inactivité, ce liquide stagne, entraînant le dessèchement de l'articulation.

C'est pour cela que les médecins conseillent aux patients arthrosiques d'être actifs pour renforcer leurs articulations comme leurs os !

Saviez-vous...

Il est important d'être à l'écoute de son corps lorsqu'on souffre d'une tendinite et il est essentiel de ne pas continuer à faire des efforts qui aggravent le cas.

Attention : il ne faut pas trop solliciter un tendon endommagé, car il risque de se rompre. Cela peut entraîner un état d'incapacité permanente.

Pour aider à soulager ce type de mal, certains médecins recommandent de se reposer dans un premier temps (pas trop long si vous êtes sportif), de changer d'activités sportives pendant plusieurs semaines et d'élever la température du corps en prenant régulièrement des bains assez chauds. Il est conseillé également de pratiquer des étirements doux.

Si le membre est enflé : refroidissez-le avec de la glace (sauf si vous souffrez de troubles cardio-vasculaires). Portez aussi un bandage (toujours pour faire diminuer l'œdème). Surélevez le membre le plus possible et prenez des anti-inflammatoires non stéroïdiens. Pensez ensuite, une fois guéri, à remuscler en douceur la zone endommagée.

Solution B

Détendre et assouplir

Composez vous-même votre programme quotidien

Cette méthode vous permet d'exercer votre corps par zones bien définies : bras, ventre, fessiers...

• Composez vous-même votre programme en choisissant les techniques qui vous conviennent.

• Travaillez sous forme de stretching (« détendre et assouplir » pages 62 et suivantes) ou de tonification musculaire (« tonifier » pages 84 et suivantes).

• Choisissez vos fréquences d'entraînement et la durée de vos séances.

Programme à pratiquer à votre convenance, entièrement ou en partie !

- ▲ Détendez et assouplissez votre cou.
- ▲ Détendez et assouplissez vos bras et vos épaules.
- ▲ Détendez et assouplissez vos poignets.
- ▲ Détendez et assouplissez vos doigts.
- ▲ Détendez et assouplissez votre dos.
- ▲ Détendez et assouplissez votre taille.
- ▲ Détendez et assouplissez vos jambes.
- ▲ Détendez et assouplissez vos chevilles.
- ▲ Détendez et assouplissez vos orteils.

Détendre et assouplir

Que se passe-t-il lors d'un étirement ?

On constate d'abord une augmentation de la pression artérielle.
Ensuite, il y a une amélioration de la souplesse des fibres musculaires, un bon placement des articulations, une extension bénéfique des tendons (si la technique est bien pratiquée…).
Une technique d'étirement peut influer aussi sur le fonctionnement de l'organisme ; par exemple, la pratique régulière des flexions du buste entraîne une amélioration du péristaltisme intestinal (contractions organiques ayant pour vocation le déplacement du contenu des intestins).
Les étirements font en quelque sorte fonction de massages naturels.
Autre exemple : une rotation du buste peut aider au dégorgement du foie.

Pourquoi choisir le stretching ?

Plus on avance en âge et plus l'amplitude articulaire diminue. Il importe donc de pallier cet inconvénient en exerçant régulièrement le corps sous forme d'étirements.
Aussi des exercices simples spécifiques vous sont-ils proposés. Veillez à les pratiquer au moins 3 fois par semaine (en alternance avec un autre programme par exemple) si vous avez réellement besoin de vous assouplir.
La méthode d'étirement choisie pour les techniques ci-après est le stretching postural. Il consiste à rester immobile plusieurs secondes (de 5 à 12 secondes) dans la même posture.

Définition du stretching

Il est issu du hatha-yoga, de la gymnastique et de la danse classique. Il est de plus en plus pratiqué et connaît beaucoup de succès en raison des résultats qu'il produit.

Ses bienfaits

Il améliore l'état musculaire, tendineux, ligamentaire, mais aussi l'état des tissus conjonctifs.
Il évite entre autres la déformation musculaire due la plupart du temps à de mauvaises positions dans la vie quotidienne. Le stretching ne se contente pas d'amener une articulation à sa mobilité maximale : il en retarde également le durcissement. Il aide aussi à la stimulation de la sécrétion du liquide synovial. Si vous êtes sujet aux crampes ou à la fatigue chronique, le stretching est bénéfique pour vous. De même en améliorant fortement l'élasticité musculaire, il constitue un excellent moyen de prévention des foulures et même des déchirures musculaires. Comme d'autres activités physiques, il aide à l'élimination des déchets toxiques et au bon fonctionnement du métabolisme musculaire. Il permet aussi une meilleure coordination gestuelle, a une action anti-stress et améliore l'état circulatoire. Le stretching a également une action bénéfique au niveau de la perception de la gestuelle corporelle, ainsi que sur le sens de l'équilibre (que l'on nomme savamment la kinesthésie). Les professionnels assurent qu'il permet une meilleure proprioception (sensibilité informant sur la statique du corps et l'équilibre).

Stretching et respiration

Pratiquer des étirements sans souci de la respiration n'est pas sérieux !
Aussi importe-t-il de bien respecter les conseils concernant l'inspiration et l'expiration donnés dans le cadre des exercices ci-après.
La pratique régulière du stretching permet une meilleure prise de conscience de la respiration tout en améliorant le fonctionnement des muscles concernés.

En réalisant les postures quelles qu'elles soient, il faut bien prendre conscience :
– de la capacité à gonfler la cage thoracique à l'inspiration,
– de la contraction abdominale à l'expiration.

Le stretching apporte, avec la pratique, une aisance respiratoire très appréciable.
En effet, au fur et à mesure des entraînements, la capacité vitale (maximum d'air introduit dans les poumons en partant de l'état d'expiration forcée) est vraiment améliorée (elle correspond à environ 3,5 litres pour un adulte).
Certains spécialistes recommandent la pratique du stretching aux personnes souffrant d'asthme (affection liée aux difficultés respiratoires) justement en raison du rôle prédominant que joue la respiration au sein de cette méthode.

Le fonctionnement de la respiration

Les organes principaux sollicités lors de l'action respiratoire sont les poumons, où le sang veineux se transforme en sang artériel. Les organes parenchymateux (tissu dont trois cellules ont une fonction physiologique spécifique) sont recouverts d'une membrane séreuse (formée de deux feuillets délimitant une cavité pouvant se remplir de gaz).
La respiration réglée par le centre respiratoire situé dans le bulbe rachidien (au rythme d'environ 16 inspirations par minute) est caractérisée par :
– l'inspiration,
– l'expiration.

Important

Si, lors d'un étirement, vous ressentez une gêne respiratoire quelconque, n'hésitez pas à diminuer votre effort. Il est essentiel de travailler dans un confort respiratoire maximal !

Autre point essentiel

Ne retenez jamais votre respiration.
Il est extrêmement néfaste de s'exercer en état d'apnée !

L'inspiration

– Le diaphragme se contracte.
– Le volume du thorax augmente.
– La pression de l'air diminue.
– Les côtes supérieures se soulèvent.
– Les muscles externes intercostaux et les muscles nécessaires à l'inspiration se contractent.
– L'air entre : l'oxygène irrigue les tissus et les organes à partir des artères.

L'expiration

– Le diaphragme se relâche.
– Les muscles expiratoires se contractent.
– La cage thoracique diminue de volume.
– La pression augmente.
– L'air vicié est rejeté.

Détendre et assouplir le cou

N'hésitez pas à vous asseoir pour réaliser ces exercices.

C'est l'une des zones du corps les plus fragiles. Il importe donc de ne pas l'exercer de façon anarchique.

Afin de vous aider à le délier en douceur et à prévenir certains types de douleurs, quatre exercices types vous sont conseillés.

Temps de réalisation maximal pour ces quatre techniques : 12 minutes.

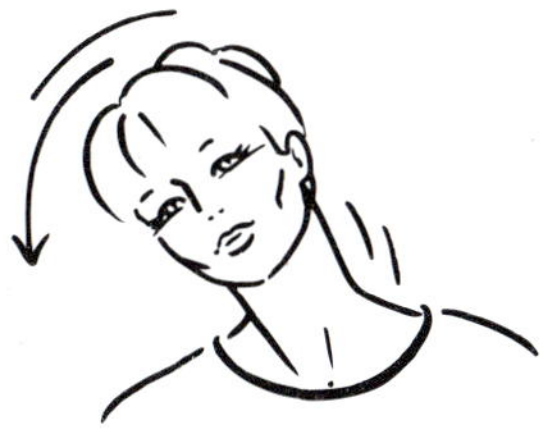

Exercice 1
Inclinaisons latérales de la tête

• **Description :** inclinez lentement la tête sur le côté et maintenez la posture durant 6 secondes. Recommencez ensuite de l'autre côté.

• **Respiration :** expirez lentement par la bouche durant l'inclinaison. Inspirez par le nez durant la phase de redressement lente de la tête.

• **Répétitions :** faites 4 inclinaisons alternées.

• **Attention** à ne pas pencher la tête vers l'avant. Elle doit rester dans l'axe des épaules.

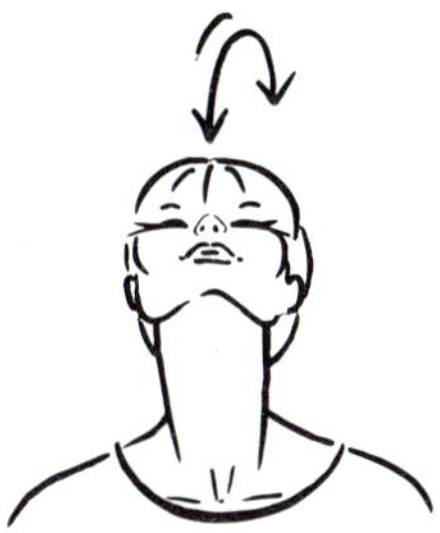

Exercice 2
Inclinaisons avant-arrière de la tête

• **Description :** inclinez lentement la tête vers l'avant puis vers l'arrière. Maintenez 7 secondes la tête vers l'avant et 7 secondes la tête vers l'arrière.

• **Respiration :** inspirez par le nez durant la phase immobile. Expirez par la bouche durant le passage avant-arrière.

• **Répétitions :** faites 4 postures alternées.

• **Attention** à travailler le plus lentement possible sans aucun mouvement brusque.

Détendre et assouplir le cou

Petit rappel anatomique

Les muscles du cou sont situés dans la région antérieure et la région postérieure du cou.
– Les muscles de la région antérieure sont formés : des muscles sus-hyoïdiens (muscles de la déglutition), qui sont le génio-hyoïdien, le mylo-hyoïdien, le digastrique et le stylo-hyoïdien • des muscles sous-hyoïdiens composés par le sterno-thyroïdien, thyro-hyoïdien, sterno-cléido-hyoïdien et omo-hyoïdien • des muscles de la région latérale • du muscle sterno-cléido-mastoïdien.
– Les muscles de la région postérieure comprennent le petit droit postérieur, le grand droit postérieur, le grand oblique et le petit oblique de la tête, le complexus, le splénius, l'angulaire, puis le plan dit du trapèze (qui élève l'épaule et tend la tête).

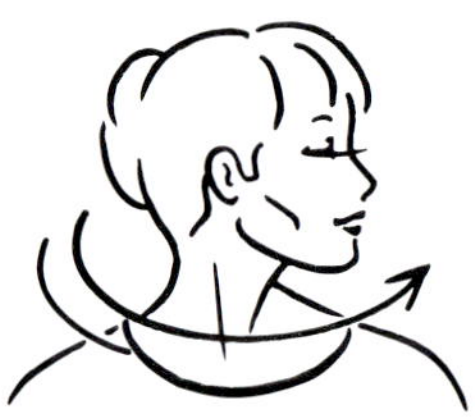

Exercice 3
Rotations gauche-droite de la tête

• **Description :** effectuez lentement des rotations de droite à gauche et inversement. Maintenez la tête immobile durant 6 secondes sur chaque rotation.
• **Respiration :** expirez lentement par la bouche sur chaque phase immobile. Inspirez par le nez avant le passage d'un côté à l'autre.
• **Répétitions :** faites 4 rotations alternées.
• **Attention** à conserver le menton parallèle au sol durant toute la réalisation de l'exercice.

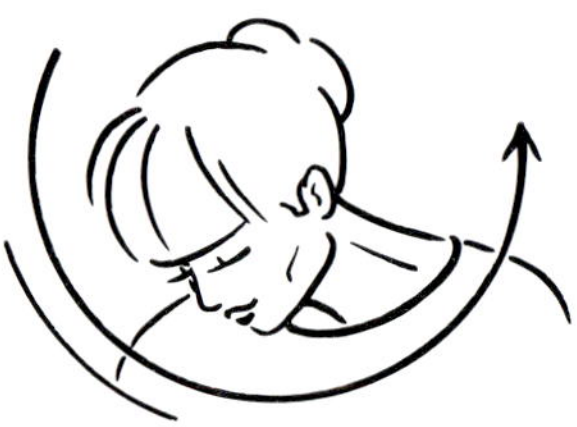

Exercice 4
Circonvolutions de la tête dans un sens et dans l'autre

• **Description :** réalisez extrêmement lentement des cercles de la tête dans un sens puis dans l'autre.
• **Respiration :** inspirez par le nez lorsque la tête est dirigée vers le haut. Expirez par la bouche lorsque la tête est vers le bas.
• **Répétitions :** faites 4 cercles alternés.
• **Attention** à garder une amplitude de mouvement identique pour chaque rotation.

Détendre et assouplir les épaules et les bras

N'hésitez pas à vous relâcher complètement pendant 7 à 8 secondes entre chaque exercice afin de vous décontracter parfaitement.

Zones de contractures, les épaules sont le siège de bien des douleurs souvent dues au stress ou à des positionnements néfastes.

Les quatre techniques ci-après vous aideront à retrouver une meilleure attitude et une décontraction musculaire appréciable.

Temps de réalisation maximal pour ces quatre techniques : 10 minutes.

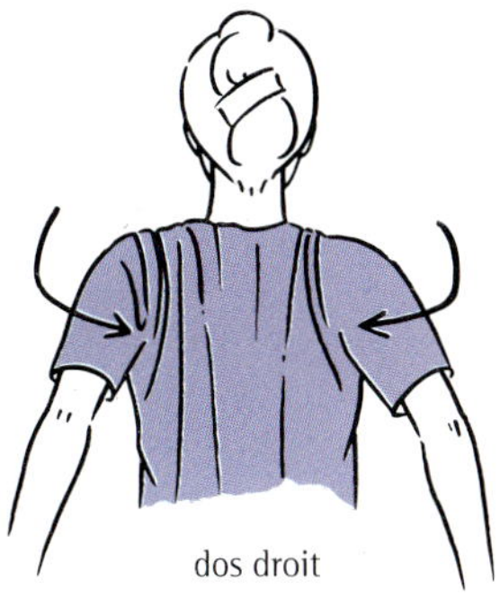

Exercice 1

Rotations arrière des épaules

- **Description :** pratiquez des rotations arrière extrêmement lentes des épaules. Restez immobile 5 secondes pendant l'étirement arrière maximal (les omoplates doivent presque se toucher).
- **Respiration :** inspirez par le nez doucement pendant la rotation. Expirez par la bouche pendant les 5 secondes d'étirement.
- **Répétitions :** faites 4 rotations arrière.
- **Attention** à soulever suffisamment les épaules.

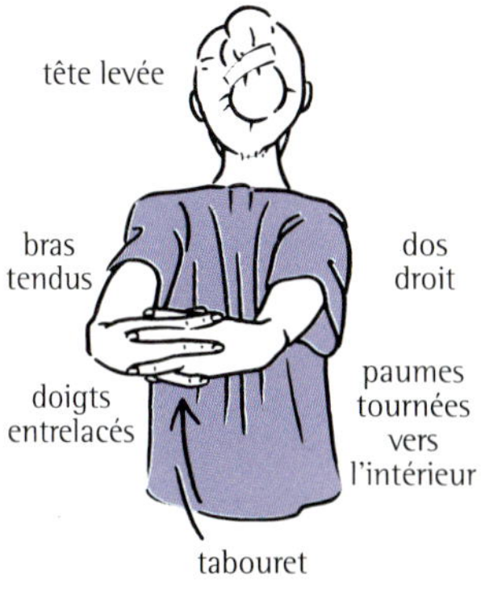

Exercice 2

Élévations des bras tendus à l'arrière

- **Description :** assis, élevez vos bras à l'arrière. Maintenez l'élévation maximale durant 8 secondes.
- **Respiration :** inspirez par le nez en élevant les bras. Expirez par la bouche pendant la phase immobile.
- **Répétitions :** faites 3 élévations.
- **Attention** à conserver le dos bien droit. Ne penchez pas votre buste vers l'avant.

Détendre et assouplir les épaules et les bras

Petit rappel anatomique

Les muscles des épaules se scindent en 4 groupes.

– Le groupe musculaire antérieur comportant : le sous-clavier, le petit pectoral, le grand pectoral.

– Le groupe musculaire interne composé du grand dentelé.

– Le groupe musculaire externe correspondant au deltoïde.

– Le groupe musculaire postérieur regroupant le sous-scapulaire, le sus-épineux, le sous-épineux, le petit rond, le grand rond et le grand dorsal.

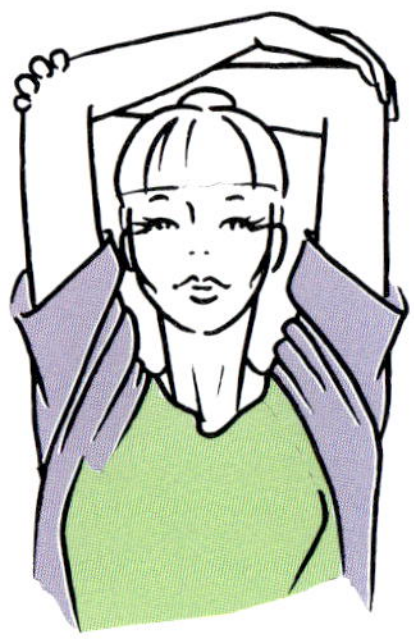

Exercice 3
Étirement des coudes vers l'arrière

• **Description :** étirez vos épaules vers l'arrière en tenant vos coudes. Maintenez pendant 15 secondes l'étirement maximal.

• **Respiration :** inspirez par le nez pendant 5 secondes en élevant les bras au-dessus de la tête. Expirez lentement par la bouche pendant la phase immobile.

• **Répétitions :** faites 4 étirements.

• **Attention** à ne pas tirer la tête vers l'avant : elle doit rester bien droite.

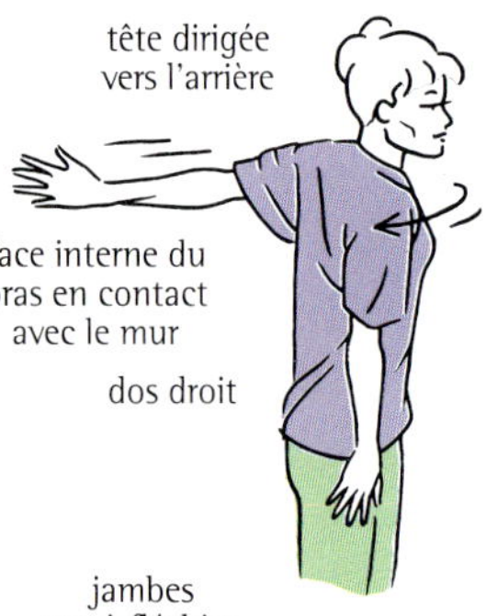

Exercice 4
Étirement de l'épaule

• **Description :** debout, une joue et un bras entièrement appuyés contre un mur, étirez l'épaule opposée le plus possible vers l'arrière (inversez la position pour l'autre bras). Maintenez cette posture 8 secondes.

• **Respiration :** inspirez par le nez en plaçant le bras contre le mur. Expirez par la bouche sur l'extension maximale.

• **Répétitions :** faites 2 étirements de chaque bras.

• **Attention** à ne pas descendre le bras. Il doit rester parallèle au sol.

Détendre et assouplir les poignets

Respectez bien le temps de pause conseillé : ne l'écourtez pas !

Les oubliés des cours de gym ! Prenez-en autant soin que du reste du corps. Il faut les renforcer musculairement mais aussi les assouplir en douceur. Avoir des articulations souples évite ou minimise bon nombre de traumatismes.

Le stretching permet d'améliorer leur amplitude articulaire en un temps relativement court. Alors pourquoi s'en priver ?

Temps de réalisation maximal pour ces quatre techniques : 12 minutes.

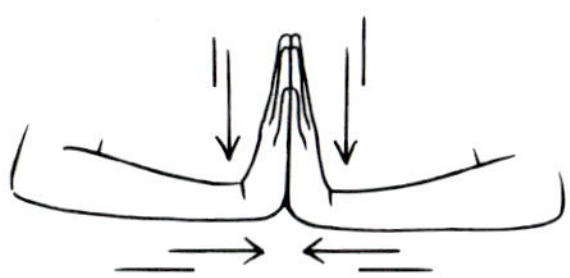

Exercice 1

Descente des poignets le plus bas possible

• **Description :** paume contre paume, doigts collés dirigés vers le haut. Descendez vos poignets le plus bas possible sans les décoller. Collez vos petits doigts contre la poitrine. Maintenez la posture pendant 1 minute. Relâchez 30 secondes, puis recommencez une seconde fois.

• **Respiration :** inspirez par le nez et expirez par la bouche à un rythme très lent.

• **Attention** à décoller le moins possible vos poignets l'un de l'autre.

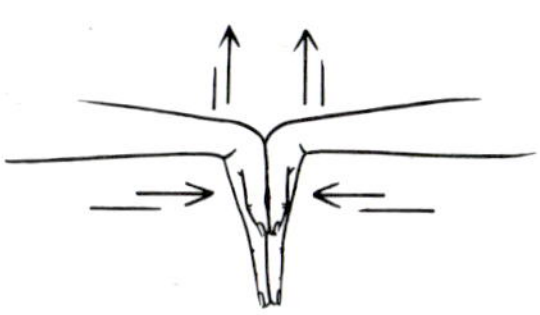

Exercice 2

Montée des poignets le plus haut possible

• **Description :** paume contre paume, doigts collés dirigés vers le bas : montez vos poignets le plus haut possible sans les décoller. Maintenez la posture pendant 1 minute. Relâchez ensuite 30 secondes puis recommencez.

• **Respiration :** inspirez par le nez et expirez par la bouche sur un rythme lent.

• **Attention** à décoller le moins possible les poignets l'un de l'autre.

Détendre et assouplir les poignets

Petit rappel anatomique

Les muscles de l'avant-bras comprennent :
– Le groupe antérieur (fléchisseurs profonds, fléchisseur superficiel, muscles épitrochléens – rond pronateur – grand palmaire – petit palmaire et cubital antérieur).
– Le groupe externe (court supinateur, 2e radial, 1er radial, long supinateur).
– Le groupe postérieur : le groupe profond (long adducteur du pouce, extenseurs long et court du pouce, extenseur de l'index) • le groupe superficiel (l'extenseur commun des doigts, l'extenseur propre du 5e doigt, le cubital postérieur et l'ancorné).

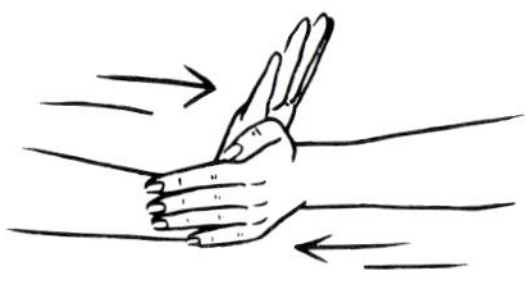

Exercice 3
Souplesse des poignets en opposition

• **Description :** placez vos mains (paume contre paume) perpendiculaires l'une par rapport à l'autre. Exercez ainsi une pression en opposition pendant 1 minute. Relâchez ensuite pendant 30 secondes puis recommencez.
• **Respiration :** inspirez par le nez et expirez par la bouche sur un rythme très lent.
• **Attention** à exercer une pression constante sans à-coup.

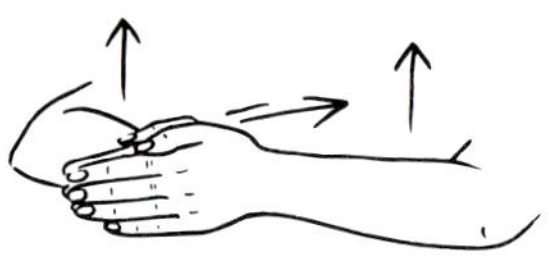
doigts serrés

Exercice 4
Pression des mains parallèles au sol

• **Description :** mains l'une contre l'autre parallèles au sol. Exercez une pression constante durant 1 minute en montant vos avant-bras le plus haut possible tout en rapprochant vos poignets du corps au maximum. Ne décollez pas vos poignets. Relâchez pendant 30 secondes puis recommencez.
• **Respiration :** inspirez par le nez et expirez par la bouche sur un rythme très lent.
• **Attention** à essayer de placer vos avant-bras au moins parallèles au sol.

Détendre et assouplir les doigts

Travaillez ces assouplissements progressivement. N'hésitez pas à les faire durant les temps perdus de la journée : dans les transports, dans les files d'attente,...

Rares sont les activités où les extrémités sont exercées en souplesse, même dans les cours de stretching. Des doigts déliés permettent pourtant de mieux écrire ou de se servir d'un ordinateur et d'aborder avec plus d'aisance l'apprentissage d'un instrument de musique. Les techniques décrites ci-après entretiennent en douceur mais très efficacement les articulations.

Temps de réalisation maximal pour ces quatre techniques : 10 minutes.

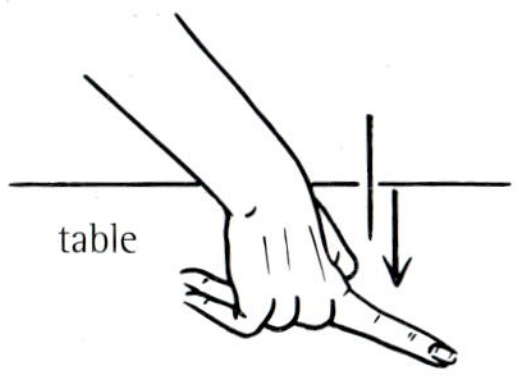

Exercice 1
Écarts des doigts

• **Description :** sur une surface plane, écartez successivement : le pouce de l'index, l'index du majeur, l'annulaire du petit doigt. Maintenez chaque posture durant 8 secondes. Recommencez avec l'autre main.
• **Respiration :** inspirez et expirez le plus lentement possible.
• **Répétition :** faites 1 seul écart des doigts.
• **Attention** à écarter progressivement et à avoir les doigts tendus au maximum.

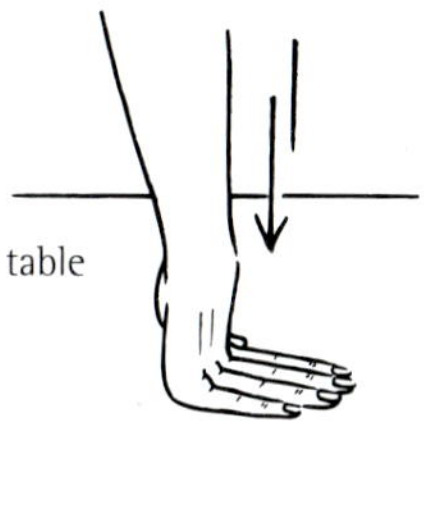

Exercice 2
Appui maximum des doigts à l'horizontale

• **Description :** sur une surface plane, appuyez au maximum toute la surface de vos doigts serrés pendant 10 secondes.
• **Respiration :** inspirez et expirez le plus lentement possible.
• **Répétition :** faites 2 postures avec chaque main en décontractant vos doigts une dizaine de secondes entre chaque.
• **Attention** à élever la paume le plus possible à la perpendiculaire.

Détendre et assouplir les doigts

Petit rappel anatomique

Les muscles de la main et les gaines séreuses des doigts comprennent :
– Le groupe moyen : muscles interosseux dorsaux et palmaires.
– Le groupe externe : muscles thénariens • adducteur • court fléchisseur • opposant et court abducteur du pouce.
– Le groupe interne : muscles hypothénariens • l'opposant • le court fléchisseur – l'adducteur du 5e doigt.
– Les gaines séreuses des doigts : gaines entourant les tendons de terminaison des muscles longs fléchisseurs.

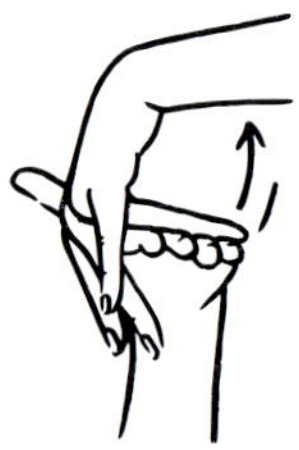

Exercice 3
Ramenés d'un doigt vers le poignet

• **Description :** poignet fléchi, ramenez au maximum chaque doigt l'un après l'autre vers le poignet, à l'aide de l'autre main. Maintenez chaque pression 8 secondes.
• **Respiration :** inspirez et expirez le plus lentement possible.
• **Répétition :** faites une seule technique avec chaque doigt.
• **Attention** à maintenir chaque doigt dans son axe.

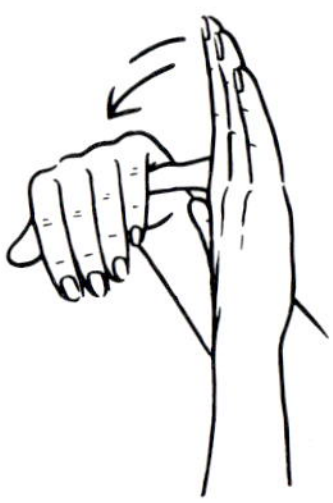

Exercice 4
Flexion d'un doigt vers l'arrière

• **Description :** avec la paume d'une main, exercez une pression vers l'arrière sur chacun des doigts fléchis.
Maintenez chaque posture 8 secondes.
• **Respiration :** inspirez et expirez le plus lentement possible.
• **Répétition :** faites 1 seule technique avec chaque doigt.
• **Attention à** ne pas dévier de son axe le doigt fléchi.

Détendre et assouplir le dos

Tous ces exercices sont des classiques du genre, très connus des kinésithérapeutes.

Pensez à étirer votre dos le plus possible durant la journée. Il importe en effet de se tenir droit, quelles que soient vos activités, afin de pallier le plus possible les tassements vertébraux et les attitudes cyphosiques (cyphose : courbure à convexité postérieure de la colonne vertébrale).

Les exercices de stretching ci-après prédisposent à un bon placement vertébral tout en assouplissant vraiment le dos : à pratiquer en « overdose » !

Temps de réalisation maximal pour ces quatre techniques : 12 minutes.

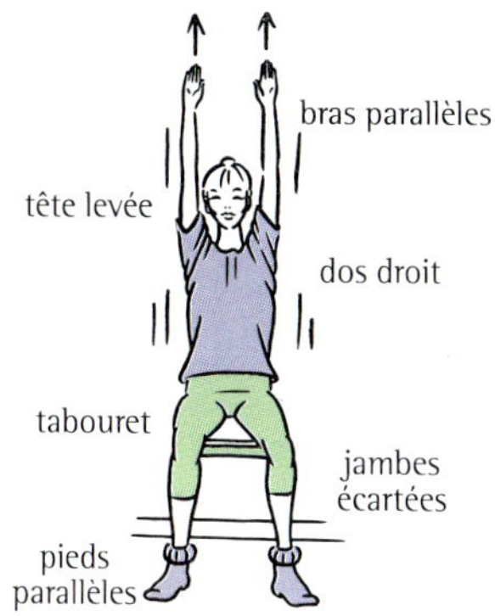

Exercice 1
Élévation des bras à la verticale

• **Description :** assis sur un tabouret adossé à un mur, étirez les bras vers le haut pendant 6 secondes. Relâchez-vous ensuite légèrement vers l'avant, le dos rond, pendant 6 secondes également.
• **Respiration :** inspirez par le nez pendant la phase de relâchement ; expirez par la bouche pendant la phase d'extension.
• **Répétitions :** faites 4 élévations de bras.
• **Attention** à ne pas pousser le ventre vers l'avant et donc à ne pas se cambrer : le dos doit rester bien droit.

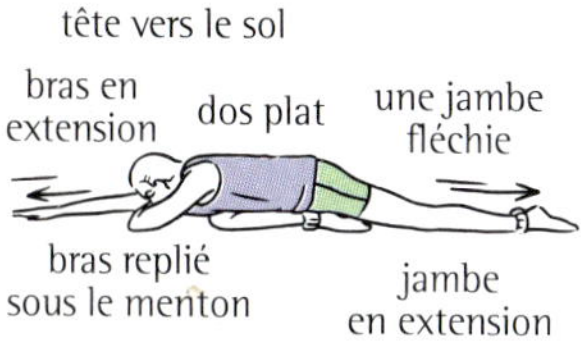

Exercice 2
Étirement du bras et de la jambe opposés

• **Description :** assis, fessiers en appui sur les talons, étirez la jambe et le bras opposés.
Maintenez la posture durant 6 secondes avant de vous relâcher complètement pendant 6 secondes également.
• **Respiration :** inspirez par le nez pendant la phase de relâchement. Expirez par la bouche pendant celle de l'étirement.
• **Répétitions :** faites 4 étirements alternés.
• **Attention** à ne pas décoller les fessiers du talon.

Détendre et assouplir le dos

Petit rappel anatomique

Les muscles rétro-vertébraux (du dos) comprennent trois plans musculaires :
– Les muscles spinaux comprenant : le transversaire épineux, le long dorsal et le sacro-lombaire.
– Les muscles rétro-spinaux composés des petits dentelés postérieurs et du rhomboïde.
– Les muscles larges du dos comportant le grand dorsal et le trapèze.

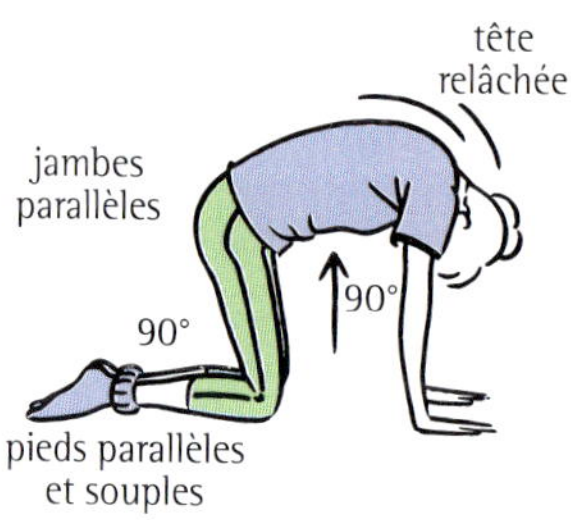

Exercice 3
Arrondir le dos à quatre pattes

• **Description :** à quatre pattes , arrondissez le dos au maximum pendant 8 secondes. Relâchez-vous avec le dos plat durant 6 secondes.
• **Respiration :** inspirez par le nez pendant la phase de relâchement. Expirez par la bouche durant l'étirement.
• **Répétitions :** faites 4 postures.
• **Attention** à arrondir le dos progressivement et non d'un seul coup.

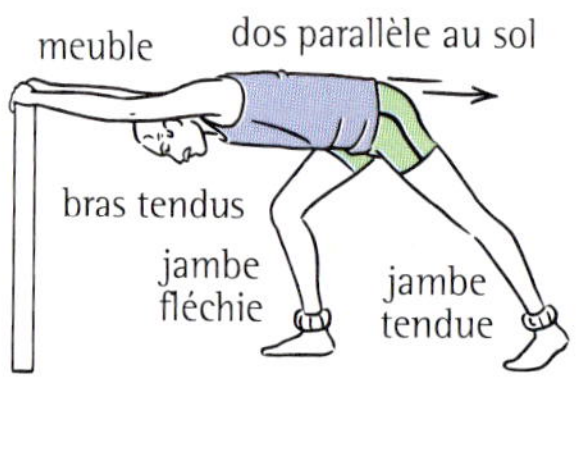

Exercice 4
Étirement du corps fléchi

• **Description :** buste fléchi vers l'avant, les mains en appui sur un meuble, une jambe en extension à l'arrière, l'autre fléchie vers l'avant : étirez au maximum le bassin vers l'arrière pendant 8 secondes puis relâchez-vous vers l'avant pendant 6 secondes avant de recommencer avec l'autre jambe.
• **Respiration :** expirez par la bouche pendant la phase d'étirement. Inspirez par le nez en vous plaçant.
• **Répétitions :** faites 4 postures alternées.
• **Attention** à conserver le dos parfaitement plat.

Détendre et assouplir la taille

Étirez bien progressivement votre corps : ne soyez pas en extension maximale dès la première seconde d'étirement.

La souplesse de la taille est indispensable pour bien effectuer la plupart des gestes quotidiens. L'erreur classique consiste à n'exercer la taille que dans certains axes, alors qu'il est indispensable de l'assouplir sur tous les plans.

Voilà pourquoi ces quatre exercices sont à la fois très différents et complémentaires.

Temps de réalisation maximal pour ces quatre techniques : 12 minutes.

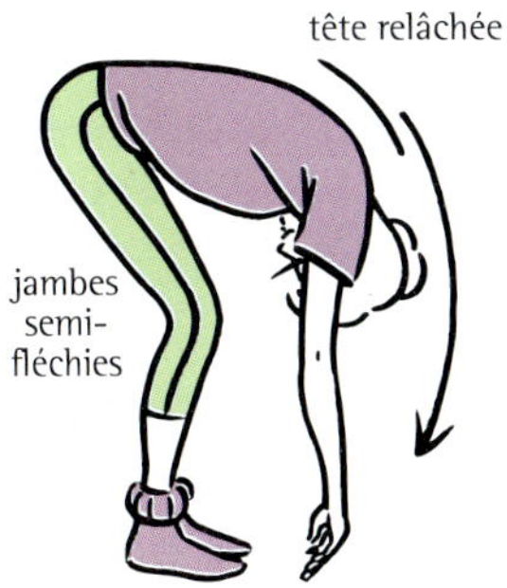

Exercice 1

Flexions avant du buste, debout

• **Description :** debout, laissez doucement retomber le corps vers l'avant en le décontractant le plus possible. Restez 8 secondes dans cette position avant de remonter lentement en respirant tout doucement. Décontractez-vous pendant une dizaine de secondes debout avant de recommencer.

• **Respiration :** expirez par la bouche très progressivement en abaissant le corps. Inspirez par le nez en remontant.

• **Répétitions :** faites 3 postures.

• **Attention** à être complètement relâché.

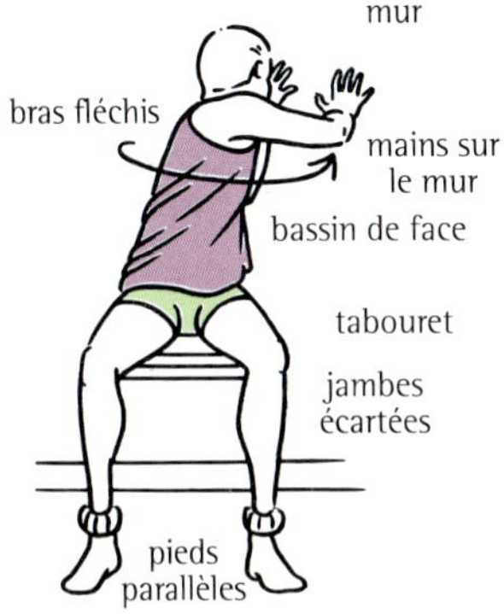

Exercice 2

Rotations du buste

• **Description :** assis, tournez le corps sur un côté et essayez de mettre vos mains sur le mur le plus loin possible. Maintenez la position durant 8 secondes. Décontractez-vous une dizaine de secondes avant de recommencer.

• **Respiration :** expirez lentement par la bouche sur la posture. Inspirez par le nez en changeant de côté.

• **Répétitions :** faites 4 postures alternées.

• **Attention** à conserver les bras fléchis à peu près parallèles au sol. Ne forcez que si vous vous sentez vraiment bien.

Détendre et assouplir la taille

Petit rappel anatomique

Les muscles de la taille comportent :
– le sacro-lombaire,
– les muscles spinaux,
– le petit dentelé postérieur et inférieur,
– le grand dorsal et le grand oblique,
– le carré des lombes,
– le psoas et le petit psoas,
– l'iliaque,
– le grand droit,
– le transverse.

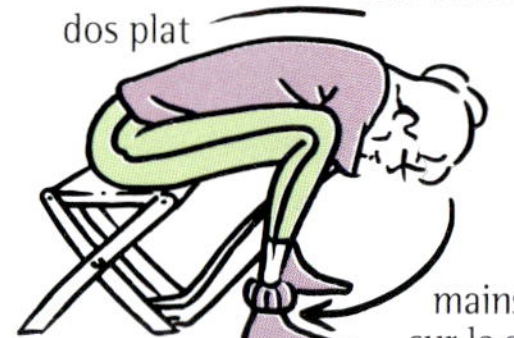

Exercice 3
Flexions avant du buste, assis

• **Description :** assis sur un siège pas trop haut (vous pouvez également réaliser cet exercice assis par terre), étirez vos bras entre vos jambes. Maintenez durant 6 secondes la posture avant de vous relever, le dos rond, en douceur. Décontractez-vous une dizaine de secondes avant de recommencer.
• **Respiration :** expirez par la bouche sur l'étirement. Inspirez par le nez en vous relevant.
• **Répétitions :** faites 3 postures.
• **Attention** à ne pas bouger le bassin du siège en vous étirant.

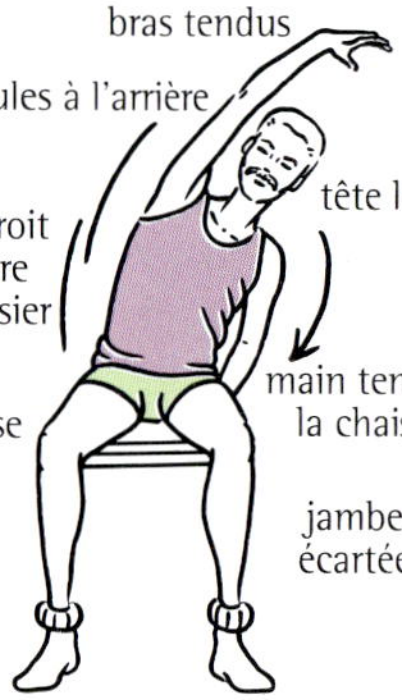

Exercice 4
Flexions latérales du buste

• **Description :** assis au fond d'une chaise, fléchissez le buste sur le côté. Maintenez la posture 6 secondes. Décontractez-vous pendant une dizaine de secondes redressé avant de recommencer.
• **Respiration :** expirez par la bouche sur la phase immobile. Inspirez par le nez en passant de l'autre côté.
• **Répétitions :** faites 4 postures alternées.
• **Attention** à ne pas fléchir le bras en extension et à bien le tirer en permanence vers le haut et non vers l'avant.

Détendre et assouplir les jambes

Si vous trouvez qu'il est trop difficile d'avoir les jambes en extension, fléchissez-les sans hésitation !

Raideurs, fourmillements, endolorissements... Ces inconvénients ont diverses causes et, entre autres, l'insuffisance gestuelle et le non-entretien de l'amplitude articulaire.

Voici donc des techniques volontairement faciles à pratiquer, allongé sur le dos pour vous aider en plus à améliorer la circulation sanguine.

Temps de réalisation maximal pour ces quatre techniques : 12 minutes.

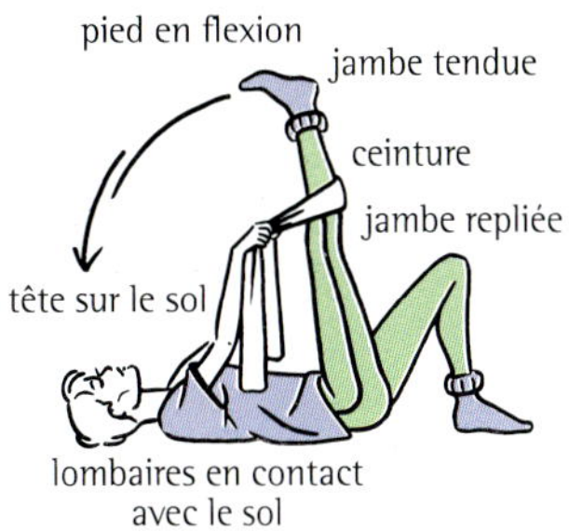

Exercice 1
Rapprochés d'une jambe vers soi

- **Description :** allongé sur le dos une jambe fléchie, l'autre à la verticale. Ramenez progressivement cette dernière vers le visage à l'aide d'une ceinture (ou d'une corde…). Maintenez immobile la position de souplesse maximale durant 8 secondes, avant de vous relâcher pendant une dizaine de secondes.
- **Respiration :** expirez par la bouche durant la phase d'étirement ; inspirez par le nez en vous relâchant ou en changeant de jambe.
- **Répétitions :** faites 4 postures alternées.
- **Attention** à ne pas relever la tête.

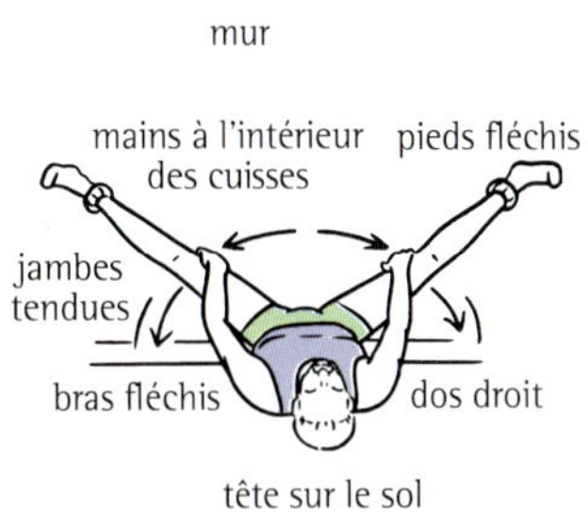

Exercice 2
Écartés des jambes tendues

- **Description :** allongé sur le dos perpendiculaire à un mur, les jambes entièrement en contact avec ce mur, écartez vos jambes l'une de l'autre en exerçant des pressions douces et continues des mains sur les adducteurs pendant 1 minute. Relâchez-vous une dizaine de secondes avant de recommencer.
- **Respiration :** inspirez et expirez le plus lentement possible sur la pression.
- **Répétitions :** faites 3 pressions continues en vous relâchant.
- **Attention** à avoir le bassin collé contre le mur en permanence.

Détendre et assouplir les jambes

Petit rappel anatomique

Les muscles de la cuisse comprennent :
– Le groupe musculaire antérieur, composé : du quadriceps, du droit antérieur, du vaste interne, du vaste externe, du crural.
– Le groupe musculaire interne regroupant le pectiné, le grand adducteur, le moyen adducteur, le petit adducteur et le droit interne.
– Le groupe musculaire postérieur composé du demi-membraneux, de demi-tendineux et du biceps jambier.
– Les muscles de la jambe comprennent : le groupe musculaire antérieur comprenant le jambier antérieur, l'extenseur propre du gros orteil, l'extenseur commun des orteils et le péronier antérieur • le groupe musculaire externe composé du court péronier latéral et du long péronier latéral • le groupe musculaire profond comprenant le poplité, le fléchisseur, le jambier postérieur, le long triceps sural et le fléchisseur propre du gros orteil (le muscle soléaire, les jumeaux).

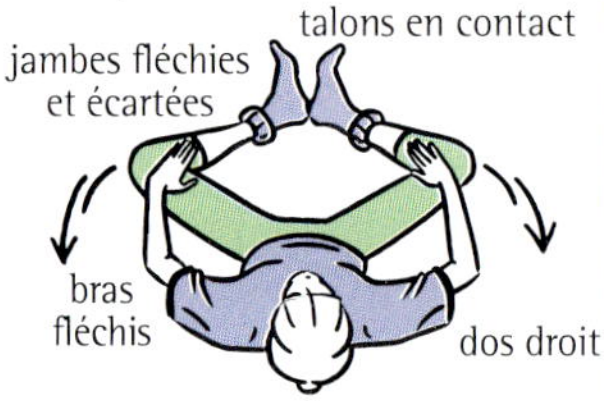

Exercice 3
Écartés des jambes fléchies

• **Description :** allongé sur le dos, le bassin appuyé et perpendiculaire à un mur, poussez avec les mains en pression continue durant 2 minutes sur l'intérieur des genoux. Décontractez-vous une dizaine de secondes avant de recommencer.
• **Respiration :** inspirez et expirez le plus lentement possible sans relâcher la pression.
• **Répétitions :** faites 2 pressions continues en vous relâchant.
• **Attention** à ne pas exercer une pression plus intense sur un genou que sur l'autre.

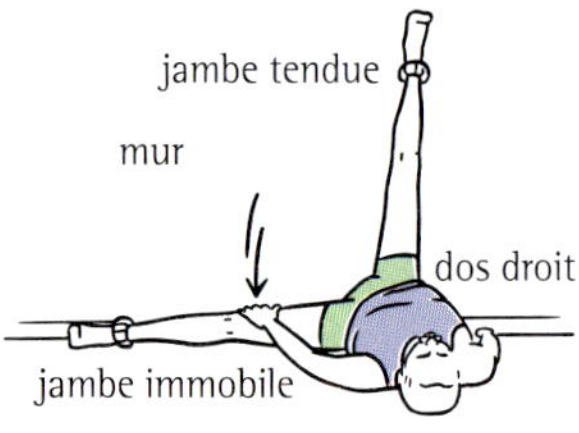

Exercice 4
Écarts latéraux d'une seule jambe

• **Description :** allongé sur le dos, une jambe à la perpendiculaire, l'autre restant sur le côté, appuyez avec une main sur l'intérieur de la cuisse de la jambe horizontale. Exercez une pression constante de 2 minutes. Décontractez-vous une dizaine de minutes avant de recommencer avec l'autre jambe.
• **Respiration :** inspirez et expirez le plus lentement possible.
• **Répétitions :** 1 seule fois.
• **Attention** à ne pas ramener la jambe vers soi, mais à la descendre vers le sol.

Détendre et assouplir les chevilles

Les rotations lentes des chevilles dans un sens puis dans l'autre sont conseillées également pour les décontracter.

Les chevilles jouent un rôle important dans tous les sports dynamiques. Il importe de les assouplir afin d'éviter les raideurs articulaires qui arrivent au fil des ans, engendrant une marche peu assurée.

Ces quelques exercices simples de stretching constituent une réelle prévention.

Temps de réalisation maximal pour ces quatre techniques : 12 minutes.

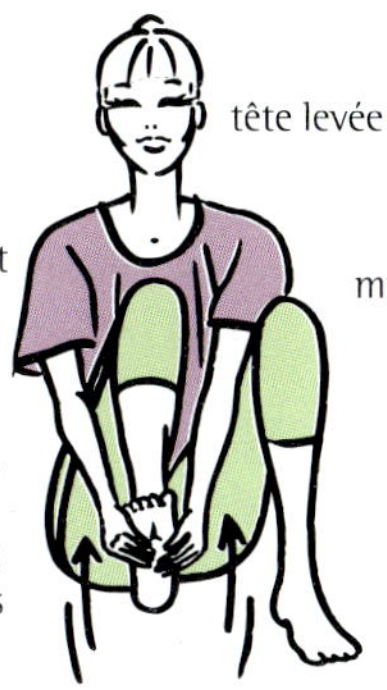

Exercice 1
Ramenés des orteils vers le tibia

• **Description :** assis, adossé contre un mur, les jambes repliées, soulevez l'un des pieds avec les deux mains en ramenant le plus possible les orteils vers le tibia pendant 1 minute. Décontractez-vous pendant 30 secondes puis recommencez.
• **Respiration :** inspirez par le nez et expirez par la bouche sur un rythme lent.
• **Attention** à conserver le dos droit durant tout l'étirement et le pied étiré dans l'axe du tibia.

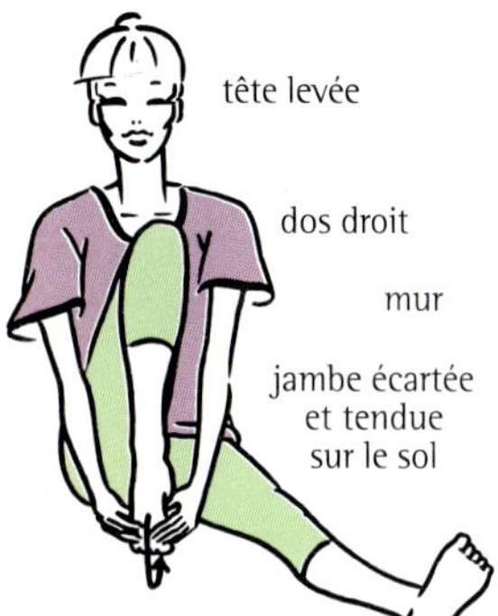

Exercice 2
Ramenés du pied en extension vers soi

• **Description :** assis, dos en appui contre un mur, jambes écartées. Ramenez une jambe fléchie devant vous. Avec les mains, saisissez le pied et faites une extension maximale de celui-ci en ramenant bien les orteils vers vous durant 1 minute. Reposez-vous 30 secondes avant de changer de pied.
• **Respiration :** inspirez par le nez et expirez par la bouche sur un rythme lent.
• **Attention** à assouplir le cou-de-pied avec douceur et progressivement, sans à-coup.

Détendre et assouplir les chevilles

Petit rappel anatomique

Les muscles du pied comprennent :
– le pédieux,
– les muscles interosseux,
– l'adducteur,
– le court fléchisseur,
– l'adducteur du gros orteil,
– l'adducteur de l'opposant du cinquième orteil.

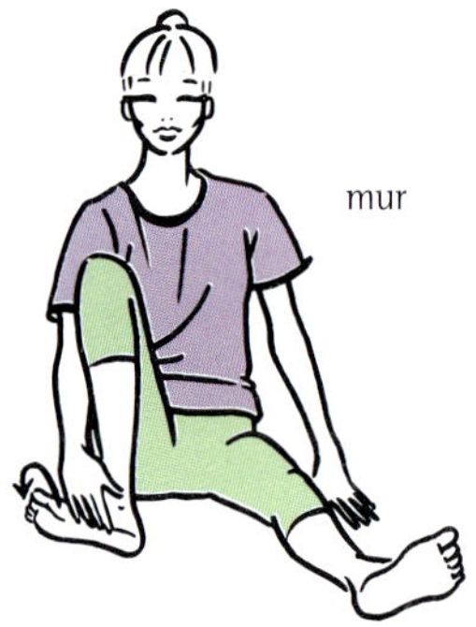

Exercice 3
Pression latérale sur le pied fléchi

• **Description :** assis, le dos en appui contre un mur, une jambe décontractée devant vous, l'autre repliée : à l'aide des mains, exercez une pression latérale douce de 30 secondes de chaque côté du pied. Décontractez-vous 30 secondes également avant de recommencer de l'autre côté avec l'autre pied.
• **Respiration :** inspirez par le nez et expirez par la bouche sur un rythme lent.
• **Attention** à ne pas désaxer le mollet. C'est le pied qui doit être assoupli, pas le genou !

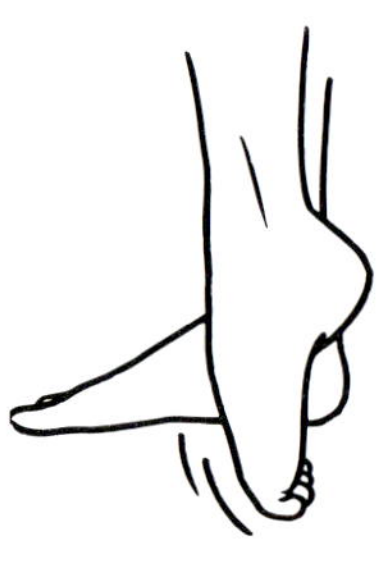

Exercice 4
Extension maximale du dessus du pied

• **Description :** assis sur une chaise, faites une extension d'un pied sur le sol (comme si vous faisiez des pointes). Placez bien le dessus des orteils contre le sol et maintenez la position pendant 1 minute. Décontractez-vous pendant 30 secondes avant de changer de pied.
• **Respiration :** inspirez par le nez et expirez par la bouche sur un rythme lent.
• **Attention** à bien pousser le cou-de-pied vers l'avant. Ne cherchez pas à enfoncer le pied vers le sol.

Détendre et assouplir les orteils

Travaillez plutôt ces techniques le soir avant de vous coucher afin de vous épargner les contractions musculaires postérieures dues à la marche et au port des chaussures.

La plupart d'entre nous ne voient pas du tout l'utilité d'avoir des orteils souples, et pourtant...

Ils jouent un rôle important dans l'équilibre du corps et sont sollicités dans bon nombre d'activités, telle la danse par exemple !

Donc : à ne pas négliger !

Temps de réalisation maximal pour ces quatre techniques : 10 minutes.

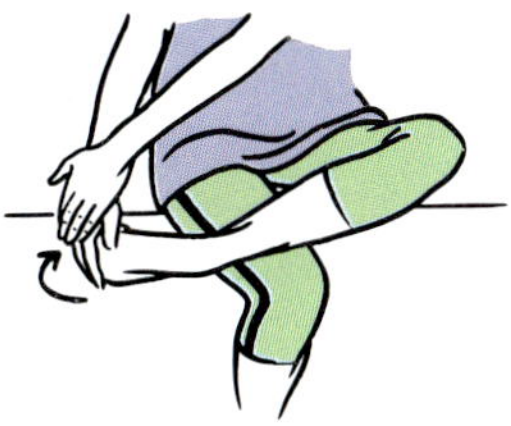

Exercice 1

Flexions maximales des orteils avec la main

• **Description :** avec la main, fléchissez simultanément tous les orteils vers l'intérieur du pied. Maintenez la posture durant 10 secondes. Décontractez bien les orteils ensuite pendant une quinzaine de secondes en les bougeant.
• **Respiration :** inspirez et expirez lentement.
• **Répétition :** faites 3 techniques sur chaque pied.
• **Attention** à ne pas dévier la cheville de son axe pour la réalisation de cette technique.

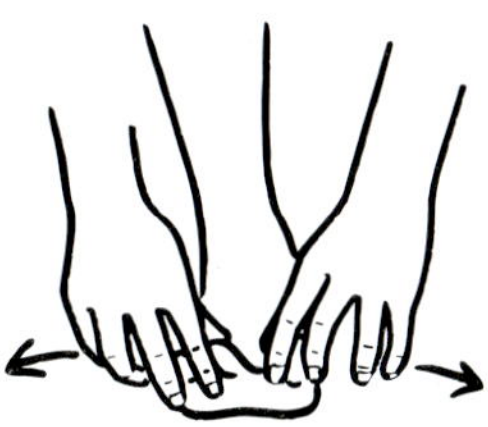

Exercice 2

Écarts latéraux des orteils

• **Description :** assis sur le sol à votre convenance, écartez à la suite latéralement tous les orteils les uns des autres avec les mains. Maintenez chaque écart durant 6 secondes. Décontractez bien les orteils durant une dizaine de secondes en les bougeant.
• **Respiration :** inspirez et expirez lentement.
• **Répétition :** faites 1 seul écart.
• **Attention** à ne pas redresser les orteils en les écartant. Ils doivent rester dans leur axe normal.

Détendre et assouplir les orteils

Petit rappel anatomique

Les muscles du pied comprennent :
– le pédieux,
– les muscles interosseux,
– l'adducteur,
– le court fléchisseur,
– l'adducteur du gros orteil,
– l'adducteur de l'opposant du cinquième orteil.

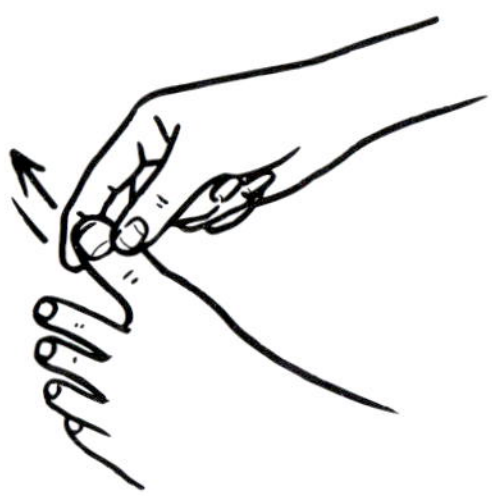

Exercice 3
Étirement des orteils

• **Description :** avec une main, étirez successivement chaque orteil. Maintenez chaque étirement durant 6 secondes.
• **Respiration :** inspirez et expirez lentement.
• **Répétition :** faites 1 seul étirement de chaque orteil.
• **Attention** à ne pas dévier de son axe l'orteil étiré.

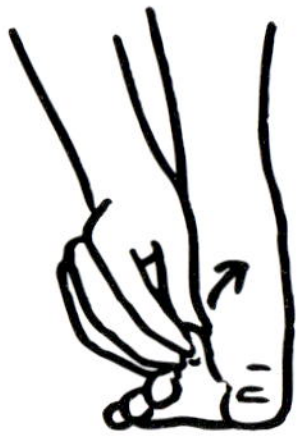

Exercice 4
Retournement de chaque orteil

• **Description :** avec la main, soulevez chaque orteil vers l'extérieur. Maintenez la posture durant 10 secondes. Décontractez bien les orteils ensuite pendant une quinzaine de secondes en les bougeant.
• **Respiration :** inspirez et expirez lentement.
• **Répétition :** faites 1 seul étirement de chaque pied.

Solution B

Tonifier

Composez vous-même votre programme quotidien

Cette méthode vous permet de composer à votre gré votre programme et de décider de la durée et de l'intensité de vos séances.

• Variez au maximum vos exercices.

• Insistez sur les zones corporelles que vous avez décidé d'améliorer.

Programme à pratiquer à votre convenance, en tout ou en partie !

- ▲ Tonifiez votre dos.
- ▲ Tonifiez vos bras.
- ▲ Tonifiez vos épaules.
- ▲ Tonifiez votre taille.
- ▲ Tonifiez vos jambes.
- ▲ Tonifiez vos fessiers.
- ▲ Tonifiez vos abdominaux.

Tonifier

Rappel

Afin de progresser, n'hésitez pas à augmenter le nombre de répétitions des séances conseillées, au fil des mois.

N'oubliez pas d'incorporer des glucides lents à votre alimentation si vous désirez intensifier vos séances, ainsi que de bien vous hydrater.

Un acte de prévention

Renforcer la musculature par un entraînement modéré approprié constitue un acte de prévention de bien des maux. N'oubliez pas que le résultat dépend de la fréquence, de l'intensité, de la durée et de l'application que l'on met à s'entraîner.

Les exercices conseillés dans ce chapitre ne se contentent pas d'activer la masse musculaire, mais assouplissent et renforcent les articulations.

Leur type d'effort modéré est du domaine de l'endurance.

Les courbatures

Il se peut que vous ressentiez quelques courbatures lors de vos premières séances ; c'est tout à fait normal. Elles surviennent en général 48 heures après l'effort. N'hésitez pas à vous réexercer le lendemain, même si vous souffrez de fortes courbatures : elles passeront plus vite !

Les courbatures ont pour origine l'acide lactique (acide-alcool CH_3 – CHOH – COOH – apparaissant lors de la fermentation des hexoses – sucres de formule $C_6 H_{12} O_6$ comme le glucose et le galactose – sous l'action des bactéries lactiques et lors de la décomposition du glucose au cours de la contraction musculaire).

Il est tout à fait normal de les ressentir lors de la pratique d'exercices nouveaux ou après une période d'inactivité physique.

Donc, ne vous découragez pas !

Si vous ressentez une douleur inhabituelle d'ordre articulaire : ne persévérez pas en disant : « Cela passera… » Il faut toujours stopper un entraînement lors d'une sensation violente désagréable n'ayant rien à voir avec les « douleurs » liées à l'effort. Sachez cependant qu'il y a peu de risques que cela arrive étant donné le choix de ces exercices hyper-sécurisants.

Un programme à la carte

Profitez de cette formule « self-service » proposée dans les pages suivantes pour varier au maximum vos techniques : ne faites pas toujours les deux mêmes exercices, durant toute l'année. Essayez également de ne pas changer d'exercice tous les jours pendant un mois, mais de vous constituer un programme sur une semaine par exemple, à répéter pendant deux mois avant d'en changer.

Dans le cadre d'un travail de tonification, il ne faut pas oublier l'adage de millions de sportifs : « travailler sur la douleur ». Sans être masochiste, il est vrai que c'est un moyen de progression certain. Efforcez-vous (si cela ne vous est quand même pas trop pénible) de continuer vos exercices même si c'est difficile !

Comme le programme « vos séances quotidiennes de 15 minutes d'exercices », les exercices conseillés sont à réaliser (pour ceux chez qui cela est possible) en position assise, pour une meilleure concentration sur la (les) partie(s) corporelle(s) à renforcer et à améliorer.

Votre question

Q : Est-il préférable de s'entraîner seul ou à deux ?

R : Si vous pouvez vous exercer avec une personne ayant les mêmes motivations et des vocations d'entraînement identiques aux vôtres, pourquoi pas ? Cela ne peut être que plus favorable.

Vous pouvez également vous exercer avec une personne qui ne suit pas le même programme que vous : cela n'est gênant en aucune façon, bien au contraire, à condition toutefois… que la conversation ne prenne pas le pas sur l'activité physique.

Saviez-vous…

Si vous êtes gêné par une transpiration malodorante des pieds lorsque vous faites du sport, il existe certains remèdes efficaces.

Avant tout : lavez-vous les pieds et brossez-les tous les jours (en prenant soin de bien les sécher), poudrez-les avec du talc, utilisez un anti-sudorifique, portez des chaussettes en fibres naturelles (de préférence 2 paires lorsque vous vous entraînez) et évitez au maximum les chaussures à semelle de caoutchouc. Pensez à changer de chaussures un jour sur deux par exemple. Avant de vous coucher, vous pouvez aussi vous frictionner les pieds avec de l'alcool, puis appliquer un déodorant spécifique. Les spécialistes conseillent de prendre souvent des bains de pieds avec du thé, du sel, du bicarbonate de sodium, de la sauge ou de l'acétate d'aluminium. N'oubliez pas que l'alimentation joue également un rôle dans les odeurs ; alors : attention aux épices !

Attention : il existe actuellement dans le commerce des « semelles » anti-odeurs.

Tonifier le dos

Les muscles du dos comptent parmi ceux qui travaillent sans relâche.

Préserver son dos, c'est :

– se tenir droit le plus souvent possible,
– s'étirer le soir avant de se coucher, et non le matin (voir techniques page 72),
– pratiquer régulièrement une activité physique qui entretient les muscles du dos, ou faire de la culture physique,
– éviter d'avoir froid (surtout en faisant du sport),
– porter des chaussures avec des talons de 3 à 5 cm de hauteur si on est une femme,
– éviter de porter des charges trop lourdes et les longues stations debout,
– dormir sur un matelas ferme,
– ne pas hésiter à se reposer dès que l'on ressent un état de fatigue (lors de longs trajets en voiture par exemple),
– se faire faire régulièrement des massages pour le dos.

Travaillez de façon symétrique

Certaines douleurs vertébrales sont créées ou accentuées par un état prononcé d'atonie musculaire (manque de force, de vitalité, de tonicité).
Il importe en conséquence d'entretenir les muscles dorsaux avec sérieux et régularité.
Il est conseillé de les activer en synergie avec les muscles abdominaux (mise en commun de plusieurs actions concourant à un effet unique avec une économie de moyens) afin d'équilibrer au maximum la colonne vertébrale.
Les courbures vertébrales sont propres à chacun et leur accentuation ne correspond pas forcément à un état douloureux. Il convient, afin d'améliorer son état dorsal, de travailler le plus possible de façon symétrique. Si vous avez un dos fragile : évitez le tennis, le jogging, le ping-pong… Veillez également à ne pas travailler vos abdominaux n'importe comment.

Comprenez mieux votre dos en 10 questions

• Quels sont les sports ou activités sportives conseillés pour renforcer la masse dorsale ?
La natation (brasse coulée, dos crawlé), le stretching, la marche rapide, la musculation spécifique…

• Quels sont les sports déconseillés pour le dos ?
La moto, l'équitation, le modern jazz, le vélo, le jogging, l'escalade…

• Quels sont les mouvements types que la colonne vertébrale permet d'effectuer ?
– l'extension,
– la flexion,
– l'inclinaison latérale,
– la rotation.

• Quelles sont les courbures naturelles de la colonne vertébrale ?
On distingue :
– une lordose cervicale,
– une cyphose dorsale,

– une lordose lombaire,
– une cyphose sacrée.

• Qu'est-ce qu'une lordose ?
C'est une courbure à convexité antérieure au niveau des parties cervicale et lombaire de la colonne vertébrale.

• Qu'est-ce qu'une cyphose ?
C'est une courbure à convexité postérieure de la colonne vertébrale.

• Quelle est la principale vertèbre du corps ?
C'est la cinquième lombaire, qui est d'ailleurs souvent responsable de bon nombre de maux.

• Combien la colonne vertébrale comprend-elle de vertèbres ?
33 à 35 ! Mais certaines personnes en possèdent moins (parfois au niveau des vertèbres sacrées qui sont soudées).

• Quels sont les ligaments de la colonne vertébrale ?
Il existe plusieurs sortes de ligaments :
– les ligaments longs (le ligament vertébral commun antérieur et le ligament vertébral commun postérieur) qui longent toute la colonne vertébrale. Ils vont de l'occipital jusqu'au sacrum et au coccyx,
– les ligaments jaunes qui unissent les lames vertébrales,
– les ligaments inter-épineux qui se réunissent sur les apophyses épineuses,
– les ligaments intertransversaires qui unissent les apophyses transverses,
– les ligaments sacro-vertébraux qui se trouvent sur l'articulation sacro-vertébrale,
– les ligaments sacro-coccygiens extérieur, postérieur et latéraux qui unissent les surfaces articulaires de l'articulation sacro-coccygienne.

La colonne vertébrale

N'oubliez pas comment s'articule la colonne vertébrale.

C1 et C2 correspondent à l'atlas et à l'axis.

C5 et C6 permettent les mouvements de la nuque.

D12 à L1 correspondent à la jonction des mouvements du torse et de la région lombaire.

L5 à S1 correspondent à la charnière lombaire.

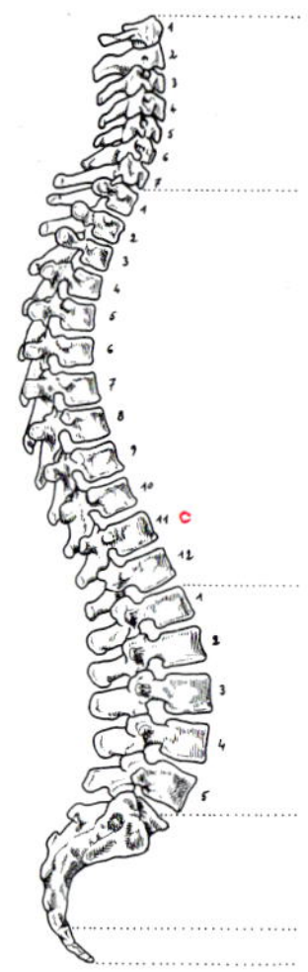

Tonifier le dos

Important

La colonne vertébrale engaine et protège la moelle épinière (qui est une portion du système nerveux, constituée de fibres nerveuses) ; la moelle épinière continue dans le canal rachidien.

Les vertèbres inférieures de la colonne vertébrale sont nettement plus massives que les vertèbres supérieures.

• De quoi se compose une vertèbre ?

Elle comporte le corps vertébral qui constitue la partie la plus importante, l'arc neural, le trou rachidien, les apophyses (excroissances naturelles d'une surface osseuse) articulaires (supérieures et inférieures), une apophyse épineuse, les apophyses transverses.

Les vertèbres sont séparées par un disque intervertébral (sorte de lentille fibro-cartilagineuse), et les ligaments vertébraux communs antérieur et postérieur.

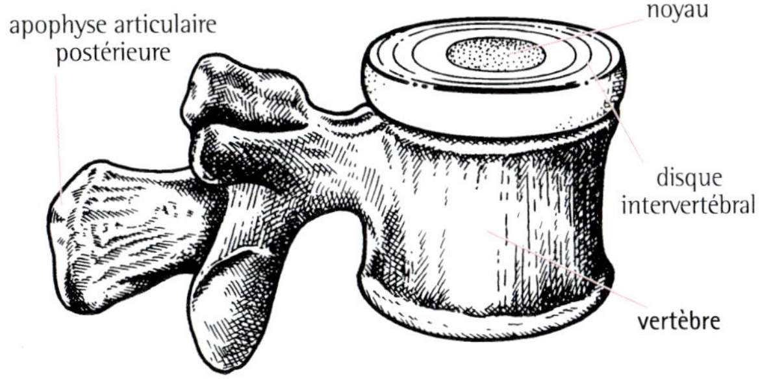

• De quoi est constitué le sacrum ?

Il est fait des 5 vertèbres sacrées soudées et forme le promontoire avec la colonne lombaire.

• Quelle est la structure du coccyx ?

Il réunit 4 à 6 vertèbres coccygiennes atrophiées et présente une petite concavité avant.

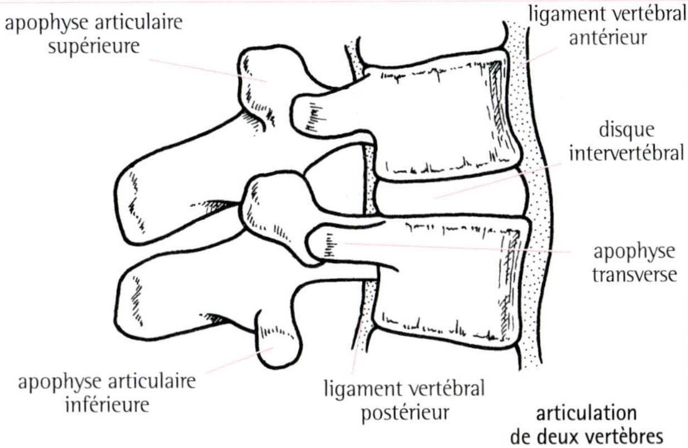

articulation de deux vertèbres

Les muscles du dos

On distingue :
- les muscles du plan superficiel,
- les muscles du plan moyen,
- les muscles du plan profond.

Les muscles du plan superficiel sont le grand dorsal et le trapèze.

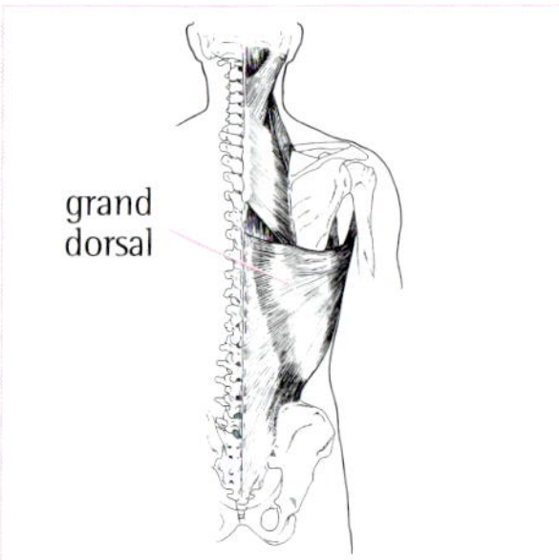

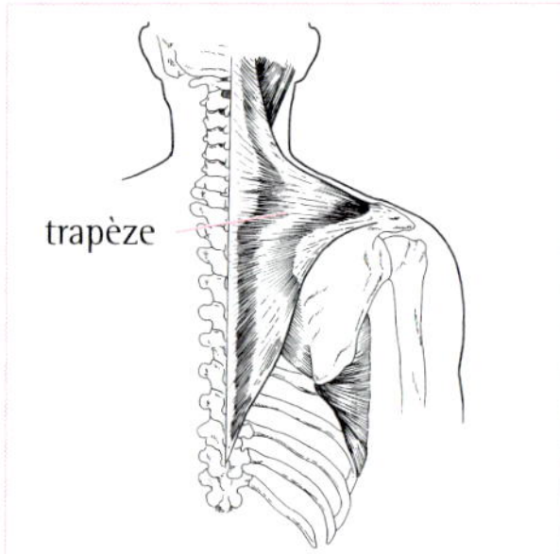

Les muscles du plan moyen sont les petits dentelés postérieurs et le rhomboïde.

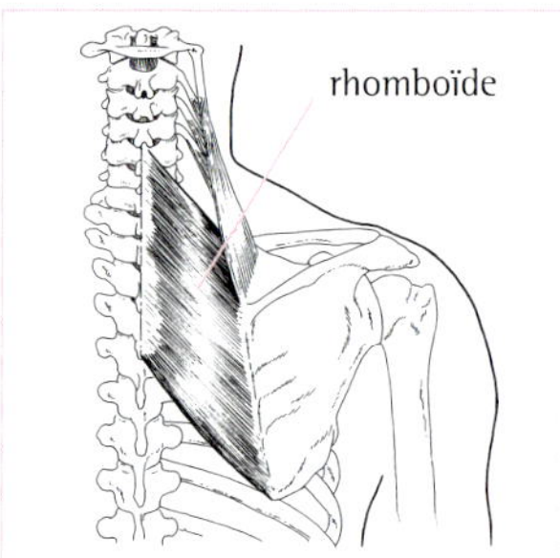

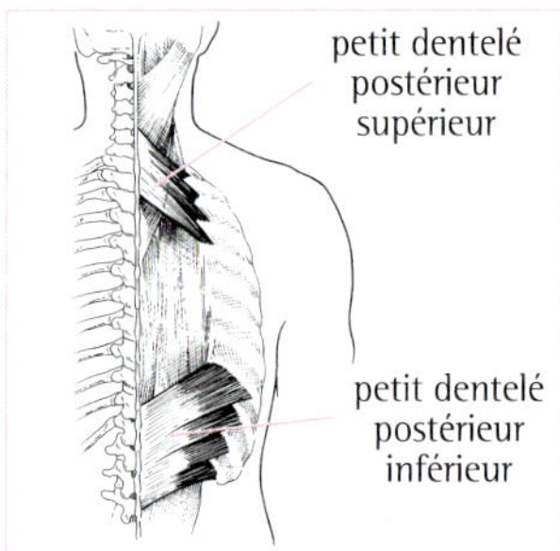

Les muscles du plan profond sont :
- le transversaire épineux
- le long dorsal
- le sacro-lombaire

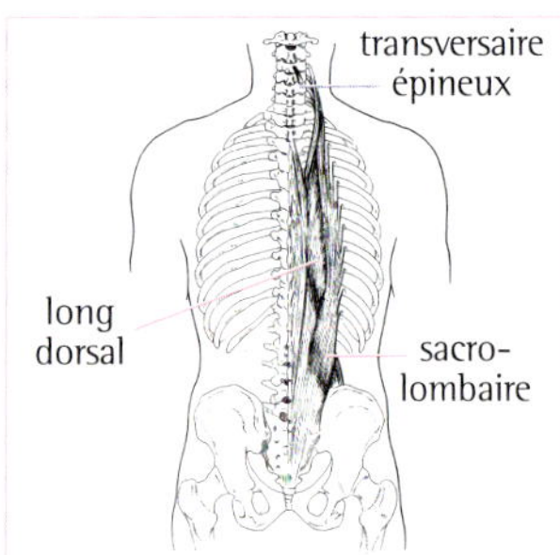

Certains maux de dos au niveau des lombaires sont tout simplement dus à une atonie musculaire ou à la répétition de mauvaises positions.

Tonifier le dos

Important

Ces quatre exercices permettent vraiment une reconstruction musculaire dorsale en souplesse. Ils peuvent éviter certaines douleurs du dos dues à une insuffisance musculaire. Vous pouvez réellement les pratiquer en toute confiance !

Temps de réalisation pour ces quatre exercices : 12 minutes.

Voir les détails de chaque technique dans les pages suivantes.

Pour un résultat de qualité : pratiquez au moins 3 fois par semaine les exercices ci-après.

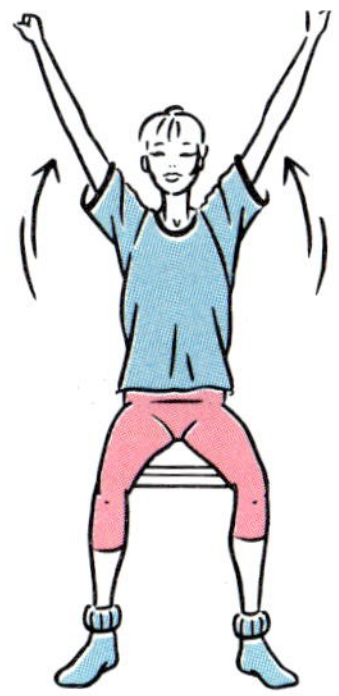

Exercice 1
Élévation latérale des bras

N'hésitez pas à monter vos bras le plus haut possible sans crisper le cou.
Vous pouvez utiliser de petits poids pour réaliser cet exercice, même sans vous être échauffé au préalable.

Répétitions : 2 séries de 8 élévations.

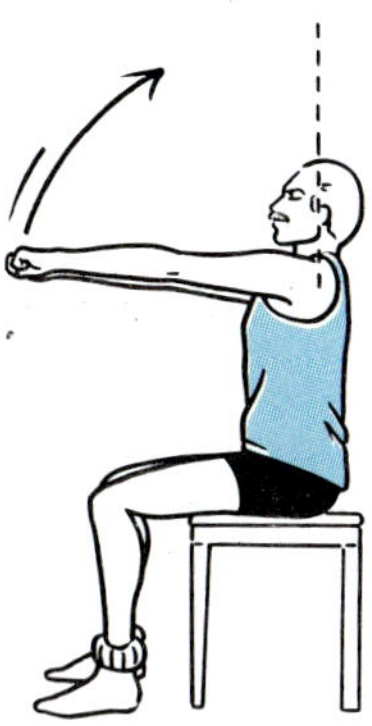

Exercice 2
Élévation des bras devant soi

Complémentaire du précédent, cet exercice nécessite un minimum de concentration, afin que chaque geste soit identique au précédent.

Répétitions : 2 séries de 8 élévations.

Tonifier le dos

Pour un résultat optimal, ces quatre exercices sont à pratiquer avec les exercices pour les abdominaux (page 140). En effet, la colonne vertébrale doit être maintenue de façon équilibrée entre des muscles dorsaux bien fermes et une sangle abdominale tonique et courte, afin d'assurer une protection maximale de la charnière lombaire.

Si vous le pouvez : pratiquez les techniques ci-dessous en extension dorsale maximale et en contraction abdominale.

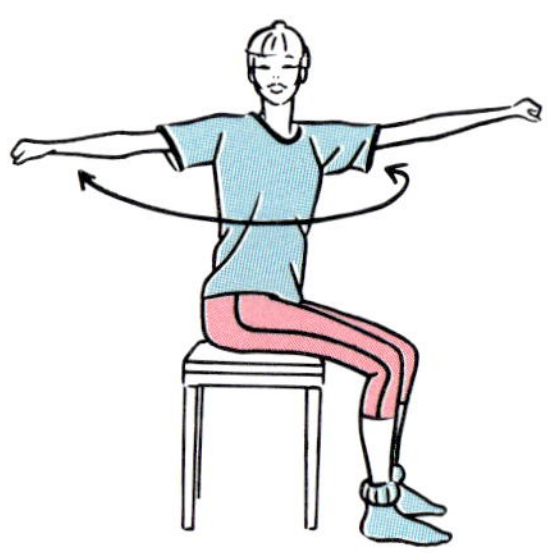

Exercice 3

Rotation du tronc

Cette technique permet une tonification de la taille tout en étirant les muscles abdominaux (grand oblique et petit oblique).
Ce mouvement est pratiqué par bon nombre d'athlètes pour affiner leur tour de taille.

Répétitions : 2 séries de 12 rotations alternées.

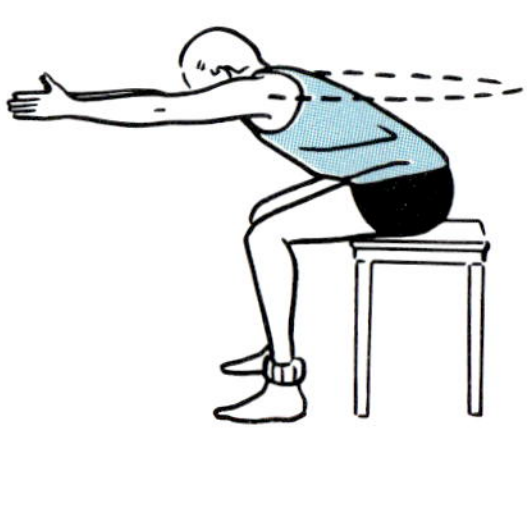

Exercice 4

Touchés des mains devant et derrière soi

Attention à ne pas arrondir le dos !
Essayez de tendre les bras le plus possible en réalisant cette technique.

Répétitions : 2 séries de 12 touchés alternés de mains.

Exercices détaillés pour tonifier le dos

Exercice 1
Élévation latérale des bras

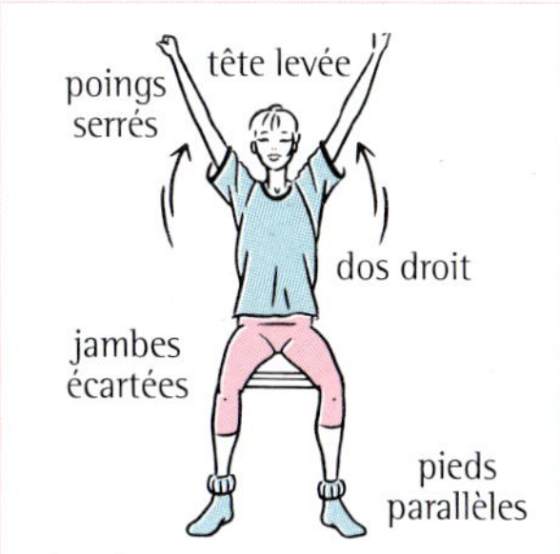

Description
Assis : élevez les bras tendus simultanément de chaque côté. Travaillez lentement.

Respiration
- Inspirez par le nez en descendant les bras.
- Expirez par la bouche en les élevant.

Répétitions
Faites 2 séries de 8 élévations latérales.
Reposez-vous une dizaine de secondes entre les séries.

L'erreur à éviter
Ne pas élever les bras simultanément.

Et si c'est trop difficile !
Élevez les bras moins haut, en reposant à chaque fois les mains sur les genoux.

Variez vos séances
- En touchant les mains en haut et en bas.
- En tenant de petits poids de 500 g.
- En alternant 2 élévations des bras semi-fléchis avec 2 élévations des bras tendus.

Le point important
Veillez à placer vos épaules le plus possible vers l'arrière durant toute la réalisation de l'exercice.

Saviez-vous...
De récentes recherches auraient démontré que le raisonnement se dégrade avec l'âge alors que l'habileté manuelle, la connaissance factuelle, la richesse du vocabulaire se maintiennent correctement. Cela est bien sûr très variable d'une personne à l'autre. Il aurait également été prouvé que les femmes présenteraient de plus en plus de difficultés à tenir un raisonnement intellectuel rapide alors que les hommes perdraient plus vite leurs connaissances verbales.
La raison : une diminution du nombre des neurones et certains types d'altérations physiologiques cérébrales en relation avec la sénescence. Le facteur génétique est bien sûr déterminant et crée de grandes disparités entre des individus d'âge identique.

Vos questions
Q : Peut-on réaliser cet exercice assis par terre, le dos appuyé contre un mur ?
R : Oui ! Mais prenez bien soin d'étirer les épaules à l'arrière. Maintenez votre dos le plus droit possible en étirant bien la tête vers le haut en permanence.

Q : Exerce-t-on moins les muscles dorsaux si on travaille avec les bras fléchis ?
R : On les active mais avec moins d'efficacité ! C'est en effet beaucoup plus facile.

Exercice 2
Élévations des bras devant soi

Description
Assis : élevez les bras devant vous de la parallèle au sol à la perpendiculaire. Travaillez lentement.

Respiration
- Inspirez par le nez en abaissant les bras.
- Expirez par la bouche en les élevant.

Répétitions
Faites 2 séries de 8 élévations.
Reposez-vous une dizaine de secondes entre les séries.

L'erreur à éviter
Abaisser trop les bras en ne les conservant pas parallèles entre eux.

Et si c'est trop difficile !
Fléchissez un peu les coudes et élevez les bras moins haut.

Variez vos séances
- En élevant un bras après l'autre.
- En élevant en alternance les bras parallèles entre eux et écartés.
- En tenant des lests légers ou des poids de 500 g dans chaque main.

Vos questions

Q : Peut-on réaliser cet exercice avec le dos légèrement penché vers l'avant ?
R : Oui ! À condition qu'il soit bien plat et immobile.

Q : Que peut-on faire si on trouve cet exercice trop facile ?
R : Dans ce cas, vous pouvez :
– augmenter le nombre de répétitions,
– employer des poids (de 500 g ou de 1 kg),
– utiliser des livres (si vous n'avez pas de poids).
Pensez cependant à toujours vous échauffer en réalisant la première série sans poids.

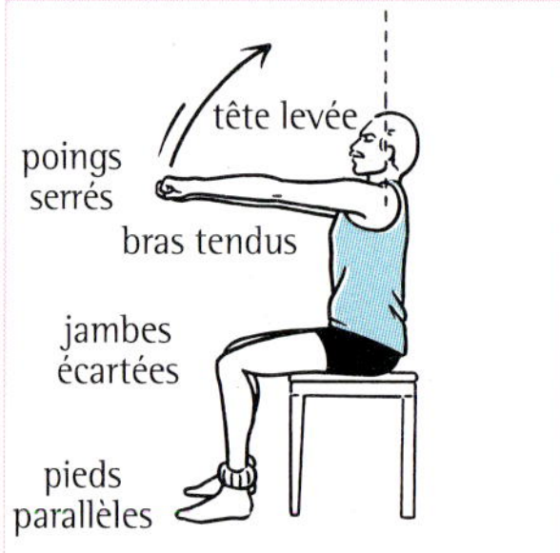

Le point important
Pensez à hausser les épaules lorsque les bras sont à la perpendiculaire en les étirant au maximum à l'arrière.

Saviez-vous...
Un vrai produit bio doit avoir le label de contrôle de qualité des organismes indépendants tels Ascert, Écocert, Qualité France. Ils donnent droit à l'appellation « Agriculture Biologique ».
Cette preuve de qualité doit également apparaître sur les marchés.

Exercices détaillés pour tonifier le dos

Exercice 3
Rotation du tronc

Description
Assis : réalisez des rotations alternées à droite et à gauche du tronc avec les bras en croix. Travaillez lentement.

Respiration
- Inspirez par le nez en ramenant le tronc de face.
- Expirez par la bouche sur la rotation maximale le plus lentement possible et sur un rythme régulier.

Répétitions
Faites 2 séries de 12 rotations alternées.
Reposez-vous une dizaine de secondes entre les séries.

L'erreur à éviter
Travailler avec trop de dynamisme et risquer ainsi de réaliser un mauvais mouvement.

Et si c'est trop difficile !
Placez les mains sur la taille.

Variez vos séances
- En alternant les bras en élévation et parallèles au sol toutes les deux rotations.
- En maintenant chaque rotation durant 5 secondes.
- En plaçant les mains à la taille.

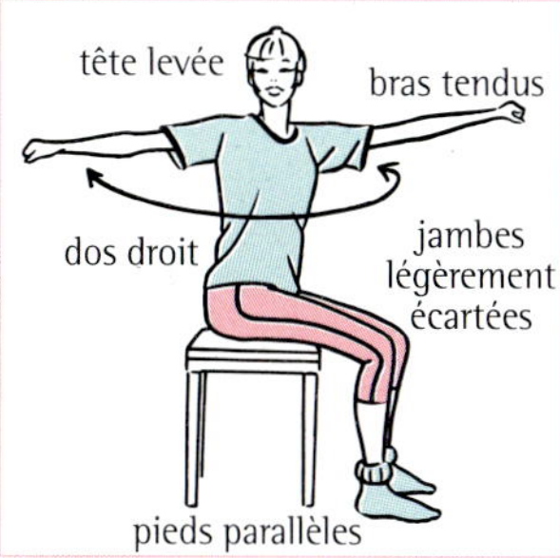
tête levée
bras tendus
dos droit
jambes légèrement écartées
pieds parallèles

Le point important
Étirez au maximum les bras vers le haut et les épaules vers l'arrière en permanence.

Saviez-vous...
Dans plusieurs cliniques très connues en Suisse, on remplace certaines cellules défaillantes du corps humain par des cellules fraîches.
Ce procédé est toutefois très controversé. Actuellement, il est associé, dans les cliniques de ce type, à la chirurgie et à des soins esthétiques, à la remise en forme et à la thalassothérapie.
Ces cures de rajeunissement sont bien sûr d'un prix exorbitant et ne sont donc réservées qu'à une clientèle fortunée.
La course au rajeunissement est sans fin et certains procédés légers tels les peelings donnent actuellement de très bons résultats même s'ils ne perdurent pas, et cela pour un prix raisonnable.

Vos questions

Q : Est-il plus facile de réaliser cet exercice en position assise ou en position debout ?
R : Cela est vraiment personnel ! Toutefois, c'est moins fatigant assis et il est ainsi plus facile de se concentrer sur l'exercice.

Q : Est-ce une erreur importante si les jambes ne restent pas parfaitement immobiles ?
R : Non ! Mais pour l'efficacité de l'exercice, il vaudrait mieux qu'elles restent de face et immobiles.

Exercice 4
Touchés des mains devant et derrière soi

Description
Assis : touchez vos mains devant vous et derrière le dos, en ayant le dos penché vers l'avant et les bras le plus tendus possible en permanence. Travaillez lentement.

Respiration
- Inspirez par le nez lorsque les mains se touchent devant vous.
- Expirez par la bouche lorsqu'elles se touchent dans le dos.

Répétitions
Faites 2 séries de 12 touchés alternés des mains.

L'erreur à éviter
Arrondir le dos en regardant le sol.

Et si c'est trop difficile !
Élevez un bras après l'autre à l'arrière en prenant appui avec une main sur un genou.

Variez vos séances
- En alternant les mouvements avec les bras semi-fléchis et tendus.
- En travaillant uniquement les touchés des mains à l'arrière (en montant les bras le plus haut possible).
- En travaillant en alternance avec le buste penché et le buste droit.

Vos questions

Q : Doit-on conserver les bras en extension même à l'arrière ?
R : Oui ! Mais si cela vous semble trop dur, pratiquez uniquement l'extension vers l'avant.

Q : Le fait de beaucoup se pencher vers l'avant améliore-t-il la performance de l'exercice ?
R : Non ! Se pencher à environ 45° semble un excellent angle de travail. Il est inutile de s'exercer en position plus basse car cela risquerait de vous étourdir sans apporter une efficacité plus grande.

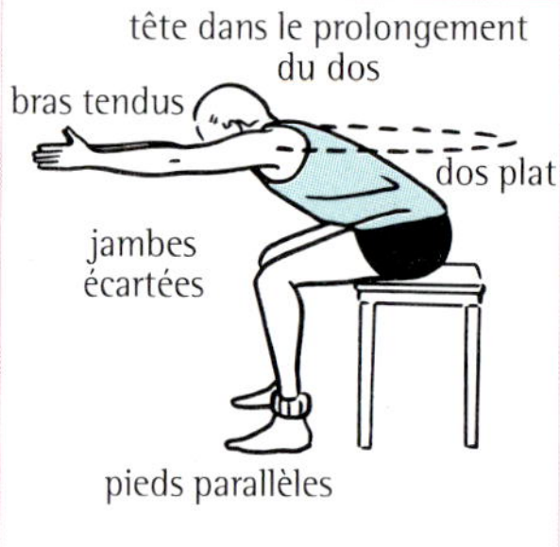

Le point important
Conservez le dos le plus immobile possible.

Saviez-vous...
La ménopause ou cessation de la production hormonale essentiellement des œstrogènes entraîne des conséquences biologiques au niveau sexuel, mais également au niveau osseux (ostéoporose), ainsi qu'un risque de maladies cardio-vasculaires (ce sont les fameux œstrogènes qui protègent les vaisseaux jusqu'à une cinquantaine d'années) et des troubles du fonctionnement de la vessie.
Le THS (Traitement Hormonal Substitutif) est une solution très recommandée par certains praticiens mais employée seulement par 20 % des femmes.
Les antécédents de cancer du sein ou de l'appareil génital sont une contre-indication formelle au THS.

Protéger le dos en ayant les bonnes attitudes

Conseils pour mieux réaliser les tâches quotidiennes

• Pensez à tourner régulièrement la tête lentement pour décontracter votre nuque lorsque vous repassez (attention à bien régler la hauteur de la table).
• Ne sortez pas brutalement de votre lit : roulez doucement sur le bord puis asseyez-vous lentement avant de vous lever.
• Passez l'aspirateur le dos droit avec les jambes légèrement fléchies.

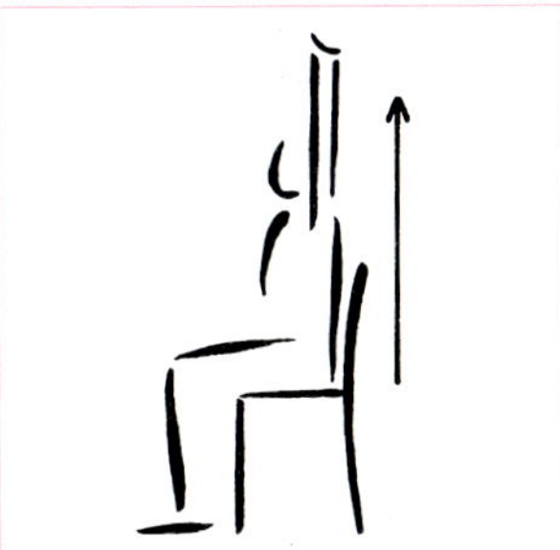

Réapprendre à s'asseoir

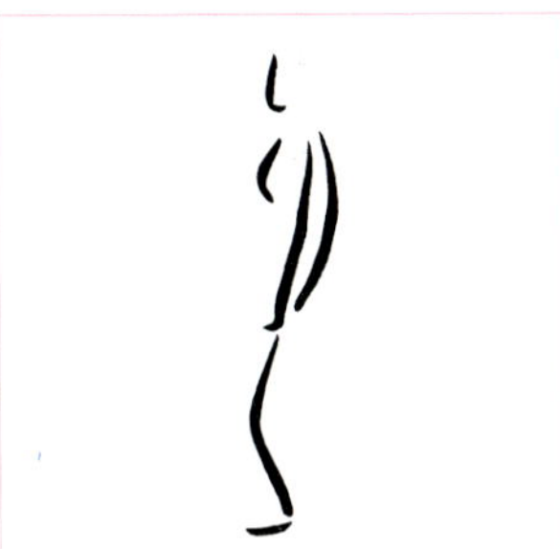

Être debout sans fatigue

Laver, repasser, passer l'aspirateur… Autant d'activités pouvant générer certains types de maux de dos.
La conception des objets usuels peut aussi être la cause de mauvais positionnements dorsaux. En effet, dans notre société, le souci esthétique est plus important que le concept pratique.
La mauvaise adaptation des objets entraîne à la longue la répétition de gestes traumatisants pour les disques vertébraux.
Il faut en conséquence s'efforcer de corriger cet inconvénient en pratiquant les bons gestes.

Quelques exemples pour vivre plus confortablement

Afin de mieux vous asseoir
• Asseyez-vous le dos droit (si possible avec les épaules étirées vers l'arrière).
• Répartissez le poids de votre corps sur vos jambes.
• Ayez tendance à étirer votre cou vers le haut.

En cas d'inconfort dans une position assise qui s'éternise, pratiquez cette technique simple :
Étirez 3 fois vos bras vers le haut.
Maintenez chaque posture pendant 6 secondes en expirant puis relâchez-vous complètement 6 secondes également entre chaque étirement.

Afin de rester longtemps debout sans inconfort
• Écartez légèrement les pieds et répartissez bien le poids de votre corps sur les jambes.
• Avancez légèrement le bassin vers l'avant (évitez surtout de creuser les reins).
• De temps en temps : contractez les muscles du ventre et des fessiers puis relâchez-les complètement.

Vous commencez à ressentir une douleur au niveau des lombaires. Alors, n'hésitez pas à réaliser immédiatement cette technique :
Avancez lentement 4 fois votre bassin vers l'avant. Maintenez chaque avancée 8 secondes en expirant puis décontractez-vous complètement pendant 5 secondes avant de recommencer.

Protéger le dos en ayant les bonnes attitudes

Pour soulever sans inconvénient un objet lourd

• Placez-vous suffisamment près de la charge.
• Écartez vos pieds de la largeur du bassin (si vous êtes droitier : placez votre pied droit légèrement en retrait).
• Prenez l'objet en le plaçant le plus près possible de vous.
• Soulevez la charge en pratiquant une semi-extension des jambes toujours avec le dos droit. Attention : ce n'est pas le dos qui produit l'effort mais les jambes !
• Déplacez-vous avec l'objet sans tendre complètement les jambes et en conservant en permanence le dos bien plat.

Après cet effort, votre dos a besoin de se détendre pour effacer toute trace d'endolorissement.
Arrondissez 3 fois votre dos au maximum en plaçant vos mains sur vos cuisses.
Maintenez chaque posture pendant 8 secondes en expirant.
Relâchez-vous complètement ensuite pendant 6 secondes.

Pour porter des valises sans se faire mal au dos

• Équilibrez vos charges.
• Posez-les régulièrement afin de ne pas traumatiser vos muscles.
• Marchez sur un rythme régulier sans accélération.
• Ne laissez pas tomber vos épaules vers l'avant. Redressez-les !
• Évitez le port de talons hauts ou de jupes trop étroites.

Vous avez l'impression que vos bras se sont allongés de 20 cm, vous ressentez des douleurs et des contractures aux épaules…, alors arrêtez-vous quelques instants, afin de mettre en pratique cette technique de détente.
Faites une douzaine de rotations lentes vers l'arrière puis vers l'avant en alternance.
Conservez le bas de votre dos arrondi en permanence afin de soulager également le haut de votre dos.

Conseils pour mieux réaliser les tâches quotidiennes

• Baissez-vous le dos droit pour faire votre lit : ne vous penchez pas vers l'avant.
• Préférez la position à quatre pattes à la position accroupie pour frotter le sol.

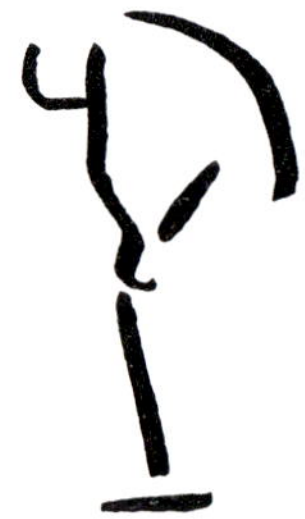

Arrondir le dos pour le soulager

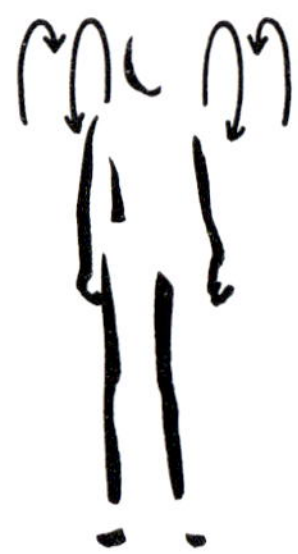

Rotations arrière des épaules pour les soulager

Tonifier les bras

Votre question

Q : Quel est l'exercice le plus performant pour renforcer le dessous des bras (triceps) ?
R : Les rétro-propulsions (appelées communément « pompes »).

Petit rappel

Les exercices pour les bras sont aussi efficaces réalisés assis que debout.

Rassurez-vous : les bras et le dos sont les parties du corps les plus faciles à retonifier. Un entraînement régulier et appliqué donne des résultats assez rapidement. Il n'est pas du tout indispensable de s'entraîner avec de petits poids (surtout au début…) pour obtenir satisfaction. Le seul poids du corps et le fait par exemple d'augmenter au fur et à mesure (si on le désire) le nombre de répétitions permettent une réelle progression.
Les exercices choisis sont complémentaires et peuvent être réalisés à votre convenance soit :
– assis sur un siège,
– assis sur le sol,
– debout, les jambes écartées et fléchies (afin d'éviter tout risque de cambrure lombaire).

Les muscles des bras

Le bras est divisé en deux parties par des cloisons interosseuses :
• Le groupe antérieur qui comporte le coraco-brachial, le brachial antérieur et le biceps. Ces trois muscles sont fléchisseurs de l'avant-bras sur le bras.
• Le groupe postérieur composé du triceps, qui comprend la longue portion, le vaste interne et le vaste externe. Le triceps est extenseur de l'avant-bras sur le bras.

L'avant-bras est composé de 3 loges :
• Le groupe antérieur composé des fléchisseurs profonds, du fléchisseur commun superficiel et des muscles épitrochléens (rond pronateur, grand palmaire, petit palmaire, cubital antérieur). Ces muscles sont fléchisseurs des doigts ou de la main sur l'avant-bras.
• Le groupe externe comprend le court supinateur, le 2e radical, le 1er radical et le long supinateur.
• Le groupe postérieur possède 2 groupes musculaires :
– le groupe profond (long abducteur du pouce, les extenseurs long et court du pouce et l'extenseur de l'index),
– le groupe superficiel qui se compose des muscles épicondyliens (l'extenseur commun des doigts, l'extenseur propre du 5e doigt, le cubital postérieur et l'anconé).

Info-santé

Les bienfaits de l'activité physique sur le corps

Une activité physique bien menée est bénéfique pour les tendons, les os, les muscles, les articulations, les ligaments, mais aussi, elle :

- assouplit et tonifie le corps,
- améliore les capacités physiques aérobies (faculté de continuer à produire un effort en état de fatigue en présence d'oxygène),
- fait dépenser des calories,
- améliore la coordination,
- entretient les réflexes,
- renforce l'appareil cardio-pulmonaire,
- aide l'appareil circulatoire,
- prévient les déformations articulaires,
- influe sur le moral,
- améliore le sommeil,
- diminue le stress,
- favorise l'activité sexuelle,
- maintient le sens de l'équilibre du corps,
- permet une autonomie très longue,
- développe la force,
- maintient la faculté de vitesse,
- entretient la puissance musculaire.

En résumé :
Vive le sport ! À condition toutefois de ne pas le pratiquer n'importe comment et de bien connaître ses contre-indications personnelles.

Mais n'oubliez pas :
Il n'est jamais trop tard pour commencer une activité sportive à condition de la pratiquer intelligemment avec un encadrement de qualité !

Saviez-vous...

L'âge physiologique correspond à l'âge réel, c'est-à-dire à celui du système biologique.
L'âge chronologique ne correspond pas toujours à celui de notre état biologique.
La bonne nouvelle est que l'âge biologique peut s'améliorer si on se soigne et si on se surveille. De même qu'à âge égal nous n'avons pas tous la même apparence.
Les personnes qui s'entretiennent ont quand même un net avantage sur les autres.
Des chercheurs américains ont élaboré un programme sportif spécifique et entraîné des sujets de 90 ans non sportifs ; ils ont pu ainsi constater à la fin de l'expérience que des fibres musculaires s'étaient développées chez 95 % d'entre eux.
De même, l'activité est bénéfique pour le cœur.
Donc : n'arrêtez jamais votre entretien physique.

Les exercices recommandés ci-après ont également le souci de retonifier le dessous des bras.

Tonifier les bras

Pour optimiser la position

Si vous y pensez, durant toute la durée des exercices, veillez à :
– conserver le dos bien droit,
– rentrer le ventre,
– serrer les fessiers.

Temps de réalisation pour ces quatre exercices : 10 minutes.

Pour un résultat de qualité : pratiquez au moins 3 fois par semaine les exercices ci-après.

Voir les détails de chaque technique dans les pages suivantes.

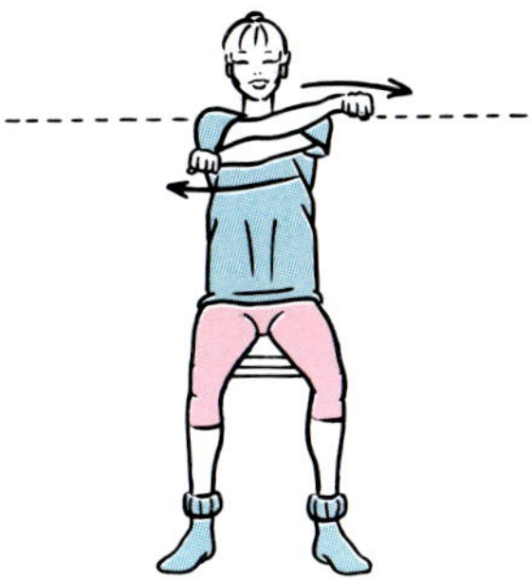

Exercice 1
Croisés des bras tendus devant vous

Exercice classique activant également les épaules et le haut du dos.
N'oubliez pas d'inverser le croisé à chaque fois !

Répétitions : 2 séries de 12 croisés.

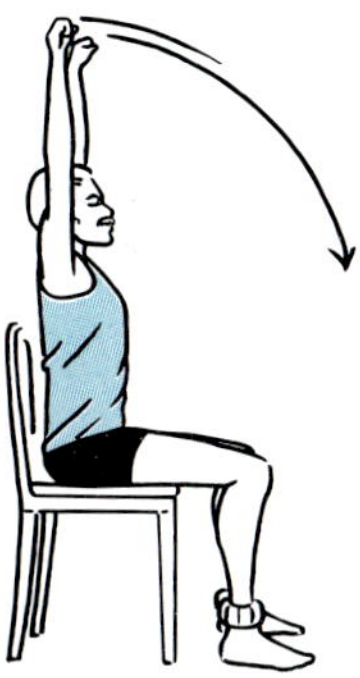

Exercice 2
Élévation des bras devant vous

Excellente pour se tenir plus droit, cette technique complémentaire de la précédente est à réaliser en douceur !

Répétitions : 2 séries de 8 élévations.

Tonifier les bras

Soyez rassuré : un entraînement régulier et assidu renforce très efficacement la structure musculaire. Le problème de bien des personnes étant le relâchement du dessous des bras, il est donc recommandé, si tel est votre souci, de pratiquer régulièrement les exercices expliqués ci-après.

Vous pouvez aussi assouplir vos bras (voir page 66).

N'oubliez pas de vous décontracter complètement durant une quinzaine de secondes entre deux exercices.

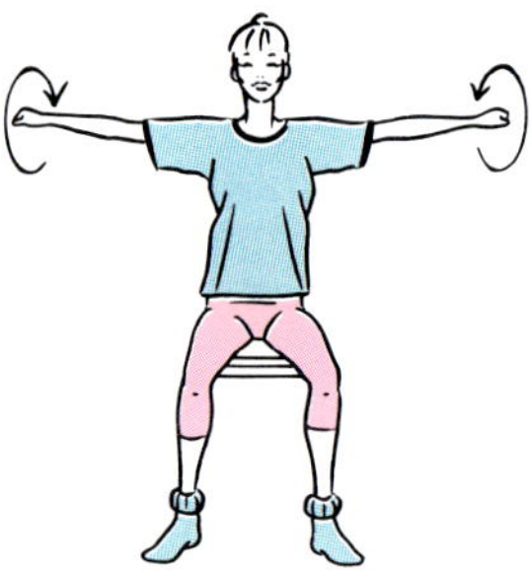

Exercice 3
Petits cercles latéraux des bras tendus

Travail assez complet des bras et des épaules, il est à exécuter avec les bras le plus possible vers l'arrière !

Répétitions : 12 cercles dans un sens, 12 cercles dans l'autre.

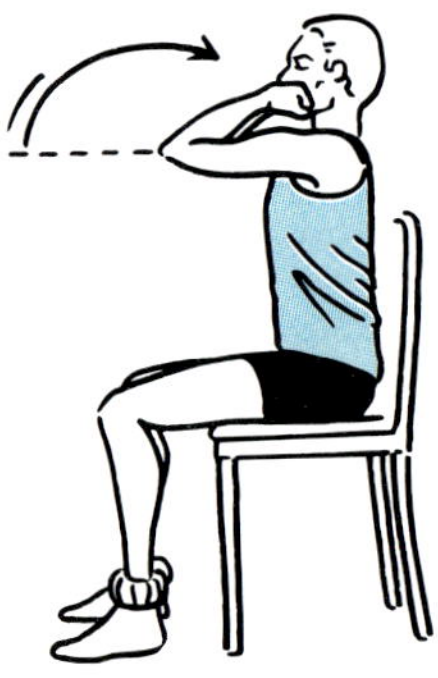

Exercice 4
Flexions-extensions des bras devant vous

Vous pouvez, pour la seconde série de cet exercice, utiliser de petits poids de 500 g ou des livres légers afin d'accentuer la tonification musculaire.

Répétitions : 2 séries de 10 flexions-extensions.

Exercices détaillés pour tonifier les bras

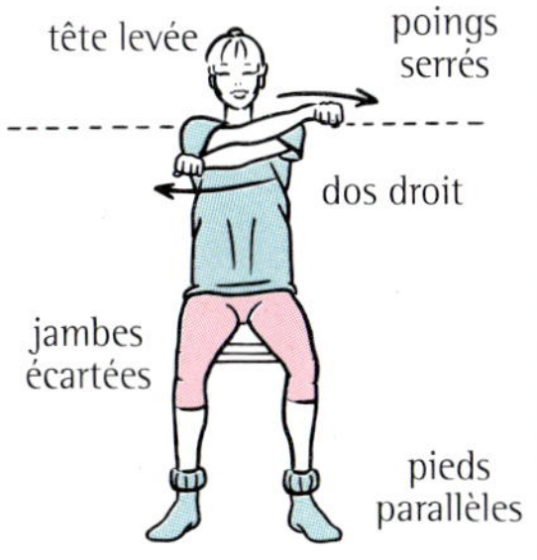

Le point important

Conservez bien vos bras parallèles au sol en permanence, en les étirant à chaque fois au maximum à l'arrière !

Saviez-vous...

Pensez-y en les consommant :
– Un verre de 15 cl de vin blanc équivaut à 108 calories.
– Un verre de 15 cl de vin rouge équivaut à 93 calories.
– Un verre de 4 cl de vodka équivaut à 100 calories.
– Un verre de 8 cl de whisky équivaut à 384 calories.
– Un verre de 33 cl de bière équivaut à 125 calories.
– Un verre de 15 cl de cidre brut équivaut à 65 calories.
– Un verre de 4 cl de cognac équivaut à 190 calories.

Exercice 1
Croisés des bras tendus devant soi

Description
Assis : croisez les bras tendus devant vous.
Travaillez à votre rythme.

Respiration
- Inspirez par le nez en croisant les bras.
- Expirez par la bouche en les écartant.

Répétitions
Faites 2 séries de 12 croisés de bras.
Reposez-vous une dizaine de secondes entre les séries.

L'erreur à éviter
Fléchir les bras en les croisant.

Et si c'est trop difficile !
Relâchez les épaules et étirez moins les bras vers l'arrière.

Variez vos séances
- En croisant les bras une fois tendus et une fois fléchis en alternance.
- En maintenant les bras en extension maximum à l'arrière durant 6 secondes.
- En travaillant avec les épaules haussées.

Vos questions

Q : Peut-on hausser les épaules lorsque les bras vont vers l'arrière, afin de rendre l'exercice plus efficace ?
R : Oui ! C'est même recommandé ! Il convient simplement de travailler lentement afin de mieux ressentir la contraction musculaire.

Q : Peut-on réaliser cet exercice en position couchée ?
R : Oui ! Mais il est nettement moins efficace. Il convient dans ce cas de ramener les jambes croisées vers la poitrine afin d'éliminer tout risque de cambrure lombaire.

Exercice 2
Élévation des bras devant vous

Description
Assis : élevez les bras tendus et parallèles de bas en haut devant vous. Travaillez lentement.

Respiration
- Inspirez par le nez en abaissant les bras.
- Expirez par la bouche en les élevant.

Répétitions
Faites 2 séries de 8 élévations.

L'erreur à éviter
Monter insuffisamment les bras vers le haut : ils doivent s'exercer en amplitude maximale. Reposez-vous une dizaine de secondes entre les séries.

Et si c'est trop difficile !
Reposez à chaque fois les mains sur les genoux.

Variez vos séances
- En élevant les bras l'un après l'autre.
- En maintenant chaque bras en élévation durant 5 secondes.
- En élevant les bras en extension et en flexion en alternance.

Vos questions

Q : Ce mouvement renforce-t-il également les muscles du dos ?
R : Oui ! Il actionne une grande partie de la masse dorsale. Il est vrai qu'à chaque fois que l'on actionne les bras, le dos est également mis à contribution.

Q : Est-il conseillé de s'adosser à un mur pour réaliser cet exercice ?
R : Pour consolider le dos en plus des bras, il est conseillé de ne pas le faire. En revanche, si vous avez une faiblesse dorsale, il est conseillé de s'appuyer, afin d'avoir le dos bien droit.

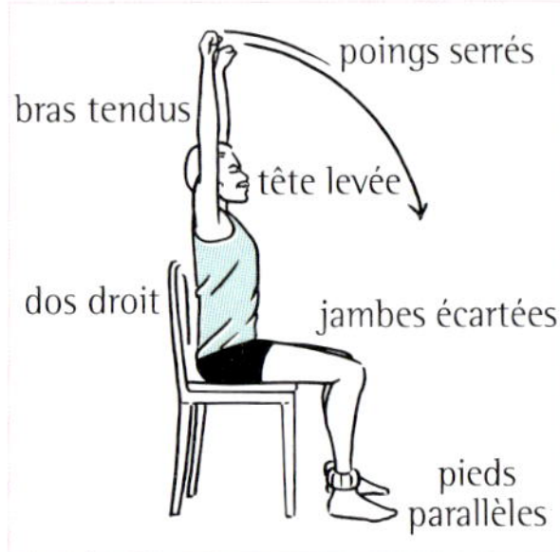

Le point important
Élevez bien les bras en même temps, en conservant un écart constant entre eux.

Saviez-vous...
Au cours de notre vie, le cartilage continue à se développer inexorablement.
De même, le muscle entourant le cœur s'épaissit peu à peu et le cœur expulse par minute un litre de sang de moins chez un septuagénaire que chez une personne de trente ans.
Il est vrai également que les maladies de cœur risquent d'augmenter avec l'âge, mais les principaux responsables en sont le tabagisme, l'alimentation déstructurée et la sédentarité.
Le tabac contribue également après la ménopause à la réduction de la production des œstrogènes (hormones femelles).
Donc, n'incriminons pas toujours l'âge pour certains maux, mais plutôt la mauvaise hygiène de vie !

Exercices détaillés pour tonifier les bras

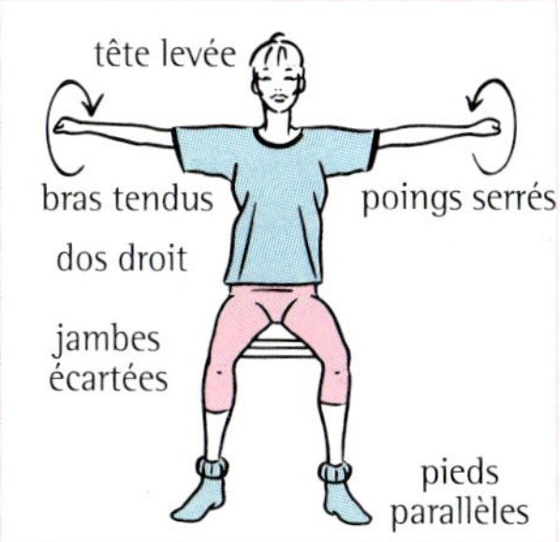

Le point important

Veillez à réaliser des cercles le plus symétriques possible.

Saviez-vous...

De nombreux Américains ingurgitent des vitamines en surdose afin de rester jeunes plus longtemps.
Les scientifiques pensent que l'alimentation joue un rôle prépondérant dans le retard du vieillissement. Ils se basent sur des expériences effectuées sur des rats soumis à un régime alimentaire basses calories et avec faible apport protéiné. Il en résulte que ces rats deviennent matures plus tardivement et, en conséquence, vivent plus longtemps.
Il est prouvé que certains aliments ont un effet bénéfique sur le processus d'usure, tels les antioxydants (vitamine C, vitamine E, sélénium).
Consommez donc des légumes, des céréales, des produits laitiers, de la viande, du poisson et des fruits de mer. Veillez à varier votre alimentation au maximum !

Exercice 3
Petits cercles latéraux des bras tendus

Description
Assis, bras en croix : faites de petits cercles des bras. Travaillez lentement.

Respiration
- Inspirez et expirez lentement sur un rythme régulier.

Répétitions
Faites 12 cercles dans un sens. Décontractez-vous pendant une dizaine de secondes avant de réaliser 12 cercles dans l'autre sens.

L'erreur à éviter
Laisser retomber les bras au fur et à mesure.

Et si c'est trop difficile !
Fléchissez un peu les bras.

Variez vos séances
- En alternant un cercle vers l'avant avec un cercle vers l'arrière.
- En alternant 2 cercles devant soi avec 2 cercles sur le côté.
- En travaillant avec les épaules haussées.

Vos questions

Q : Exerce-t-on les muscles de la même façon si l'on ne positionne pas les bras parallèlement au sol ?
R : Pas vraiment ! C'est pour cela qu'il convient de ne pas inventer des exercices qui ne mettront pas forcément en action les muscles désirés.

Q : Peut-on, pour soulager les jambes, les allonger devant soi sur un tabouret ?
R : Bien sûr ! À condition d'être assis sur une chaise et de conserver le dos bien droit, sinon, gare au déséquilibre !

Exercice 4
Flexions-extensions des bras devant vous

Description
Assis : faites des flexions-extensions simultanées des avant-bras sur les bras. Travaillez lentement.

Respiration
• Inspirez par le nez en fléchissant les bras.
• Expirez par la bouche en les tendant.

Répétitions
Faites 2 séries de 10 flexions-extensions.
Reposez-vous une dizaine de secondes entre les séries.

L'erreur à éviter
Bouger le dos en activant les bras.
Ce dernier doit rester parfaitement immobile.

Et si c'est trop difficile !
Exercez un bras après l'autre.

Variez vos séances
• En pratiquant des flexions-extensions sur les côtés et non devant soi.
• En tendant un avant-bras après l'autre.
• En alternant 2 flexions des avant-bras sur les côtés avec 2 flexions devant soi.

Vos questions

Q : Peut-on travailler cet exercice avec la tête relâchée ?
R : Oui ! Surtout si on ressent une sensation de crampes aux épaules ou à la nuque par exemple, due à une douleur récurrente ou inconnue. Toutefois, si on ne souffre d'aucun traumatisme, il vaut mieux conserver la tête bien droite.

Q : Comment optimiser l'effort sur ce type d'exercice ?
R : En haussant les épaules lors de la flexion des avant-bras pendant la première série, puis en les haussant, lors de l'extension des bras dans la seconde série.
Il faut également avoir toujours à l'esprit de tirer les épaules au maximum vers l'arrière.

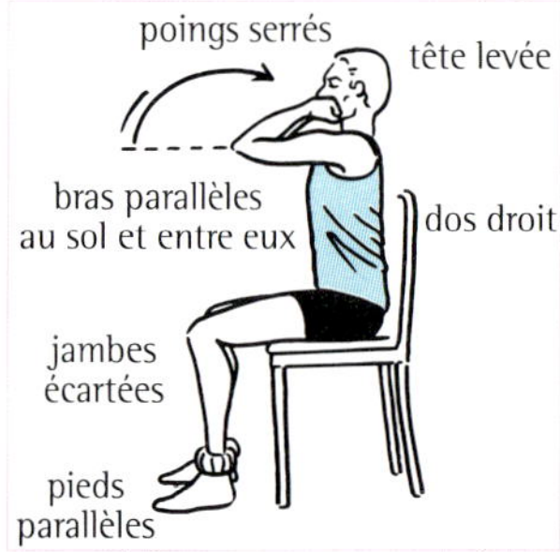

Le point important
Maintenez les bras en permanence parallèles au sol.

Saviez-vous...
D'après le recensement de la population effectué en 1999 et publié par l'INSEE, la population âgée de plus de 60 ans à Paris s'élevait à 417 091 personnes, ce qui représente 19,6 % de la population totale parisienne. Cette catégorie de personnes se structure ainsi :
– les 60-64 ans sont au nombre de 89 756,
– les 65-74 ans, de 158 791,
– les 75-84 ans, de 109 909,
– et les 85 ans et plus, de 58635.
Les femmes représentent une proportion plus importante que les hommes.

1999	Hommes	Femmes
60-64 ans	42 010	47 746
65-74 ans	56 289	92 502
75-84 ans	39 149	70 760
85 et plus	16 576	42 059

Tonifier les épaules

Saviez-vous...

À partir de 25 ans, la taille d'un individu diminue et, entre 20 et 70 ans, un homme peut perdre jusqu'à 3 cm et une femme 6 cm. Cette diminution est due principalement à la déshydratation des disques intervertébraux qui perdent leur potentiel élastique. (Sur une colonne vertébrale de 80 cm, les vertèbres n'occupent que 60 cm.) Vers 75 ans, la femme peut perdre un tiers de son tissu osseux et le tissu musculaire diminue également de 0,5 % par an (pas pour vous : essentiellement pour les sédentaires !). On affirme qu'entre 20 et 50 ans, le corps comporte un quart de graisse de plus. Encore une fois, cette constatation ne s'applique qu'à des personnes qui ne s'entretiennent pas et ne surveillent pas leur alimentation.

Il convient donc de rester prudent par rapport aux affirmations d'ordre général !

L'harmonie du corps repose sur vos épaules...

Les épaules donnent une allure déterminante à la silhouette, il faut donc les restructurer avec le souci de l'harmonie.

Les exercices pour les épaules font également travailler en synergie les muscles du dos et des bras. Ils peuvent être pratiqués à n'importe quelle heure de la journée. Vous pouvez ensuite faire les techniques de décontraction du cou (voir page 64) en complément.

Le stress a une influence considérable sur la contraction de la ceinture scapulaire (épaules) bien qu'il ait une influence stimulante s'il est peu important. Aussi est-il utile de les tonifier en leur conservant (ou en améliorant) leur amplitude articulaire.

Il est également essentiel de bien penser à sa respiration dans le cadre de la réalisation de mouvements pour les épaules.

N'oubliez pas que la respiration costale (des côtes), en élevant légèrement la ceinture scapulaire, correspond à l'appel d'air pulmonaire ; quant à la respiration claviculaire, elle peut être gênée par un état de contraction du haut du corps.

Veillez également à être toujours suffisamment couvert pour réaliser votre séance de culture physique, car le haut du corps est la partie qui a le plus vite tendance à se contracter en cas de refroidissement.

Si vous ressentez vraiment le besoin de développer davantage vos épaules, vous pouvez pratiquer deux ou trois fois par semaine la natation, l'aviron, le canoë, l'escalade, ou tout simplement ... réaliser les exercices conseillés avec de petits poids en séries plus longues.

Pour préserver au maximum vos épaules dans vos déplacements avec charges : optez pour le sac à dos porté à l'arrière ou... à l'avant.

Info-santé

Vive la sieste !

Phase de récupération intense, le sommeil est indispensable à l'équilibre. Au fil des ans, le besoin de faire une sieste se fait ressentir, surtout après 60 ans, et plus chez les hommes. Aussi est-il recommandé de ne pas se priver de ce moment privilégié.

La sieste dure en moyenne de 20 à 30 minutes pour les sujets jeunes et n'atteint pas le stade de sommeil trop profond, qui engendre parfois un manque de vigilance dans l'heure qui suit. Il convient de ne pas trop dormir la journée, afin de pouvoir s'endormir normalement la nuit venue.

Toutefois, la sieste permet une récupération musculaire ainsi qu'une accalmie des tensions d'ordre psychologique. Elle est excellente aussi pour l'activité cérébrale. Il faut à peu près une dizaine de minutes après 60 ans pour une sieste en milieu de journée, alors que plus de 20 minutes sont parfois nécessaires pour une personne de moins de 30 ans.

D'après les derniers sondages, la majorité de la population adulte doit dormir entre 6 heures et demie et 7 heures et demie par jour. Seuls 20 % dorment moins de 6 heures et 10 % dorment plus de 9 heures par nuit.

Des chercheurs américains ont mis récemment en évidence le fait que le pourcentage des personnes qui dorment moins de 4 heures par nuit était dix fois plus élevé que celui des personnes qui dorment 7 ou 8 heures.

Quant à ceux qui dorment beaucoup (10 heures et plus), leur taux de mortalité est dix fois supérieur à celui de ceux qui dorment 8 heures. Qu'en conclure ?
Tout simplement qu'il faut dormir par exemple 7 heures ou 7 heures 30 et s'octroyer une petite sieste dans la journée, pour vivre en forme le plus longtemps possible.

Saviez-vous...

Les personnes maigres de constitution ont une masse grasse inférieure de 10 % par rapport à la norme.
Cette maigreur est souvent génétique. Il est possible d'obtenir quelques kilos supplémentaires avec une suralimentation hyperénergétique.
Le problème dans ce cas précis est que l'organisme réagit en augmentant ses dépenses.
Il faudrait ainsi manger en permanence (ce qui n'est pas bénéfique pour l'organisme).
Le souci pour les personnes maigres est de grossir mais en gagnant des muscles et non des tissus adipeux.
Pas facile... La conclusion n'est-elle pas de s'accepter tel que l'on est à partir du moment où l'on est en bonne forme ?
Fini le temps où maigreur était synonyme de mauvaise santé !

Tonifier les épaules

Si vous utilisez de petits poids

N'oubliez pas de ne le faire qu'à la deuxième série, la première servant d'échauffement.

Temps de réalisation pour ces quatre exercices : 10 minutes.

Pour un résultat de qualité : pratiquez au moins 3 fois par semaine les exercices ci-après.

Voir les détails de chaque technique dans les pages suivantes.

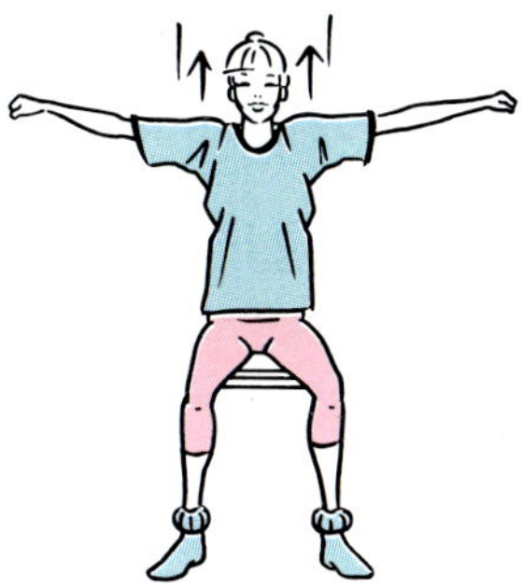

Exercice 1

Haussement des épaules avec les bras en croix

Exercice très efficace pour renforcer les muscles des épaules. Pensez à bien étirer vos épaules vers l'arrière en le pratiquant.

Répétitions : 2 séries de 8 haussements d'épaules.

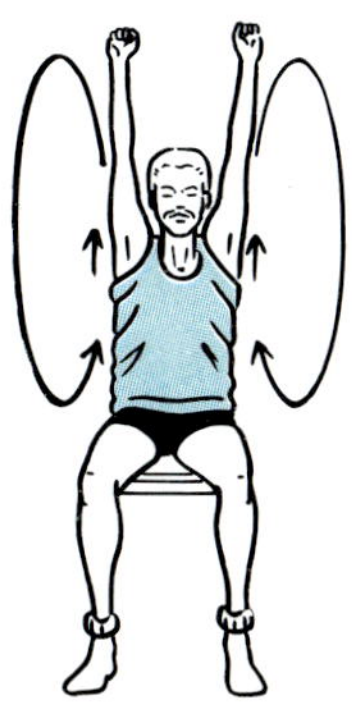

Exercice 2

Cercles simultanés des bras sur le côté

Attention à bien passer près des oreilles en réalisant ce mouvement. Il faut vraiment ressentir une sensation au niveau des épaules et du haut du dos en le réalisant.

Répétitions : 8 cercles vers l'avant puis 8 cercles vers l'arrière.

Tonifier les épaules

Les épaules tristes et atoniques ne donnent pas une allure très dynamique à la silhouette, que l'on soit un homme ou une femme.

Aussi, ces quelques exercices ont pour simple vocation non pas de faire « gonfler » les muscles mais simplement de durcir en finesse la masse musculaire de la ceinture scapulaire.

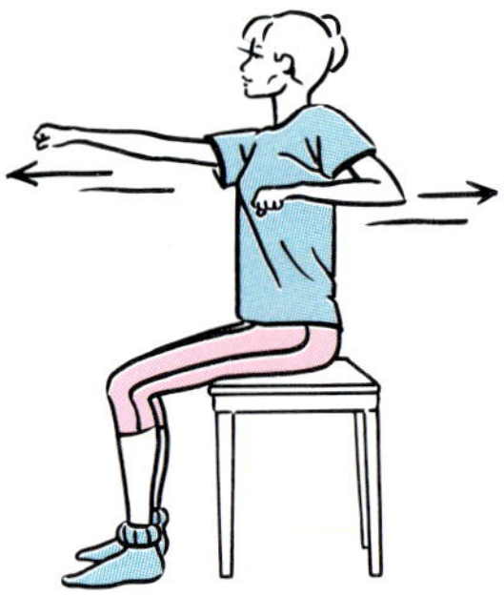

Exercice 3
Flexions-extensions alternées des bras devant soi

Un petit détail : évitez de vous asseoir sur une chaise, afin de ne pas risquer de vous heurter les coudes ; optez en conséquence pour un tabouret, ce qui oblige à se tenir bien droit.

Répétitions : 2 séries de 10 flexions-extensions.

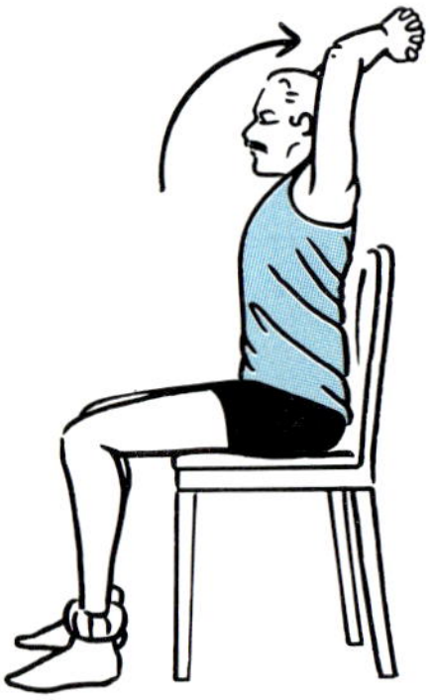

Exercice 4
Élévation des bras fléchis derrière la tête

Veillez à bien respecter les phases respiratoires sur ce type de mouvement.

Répétitions : 2 séries de 8 élévations.

Exercices détaillés pour tonifier les épaules

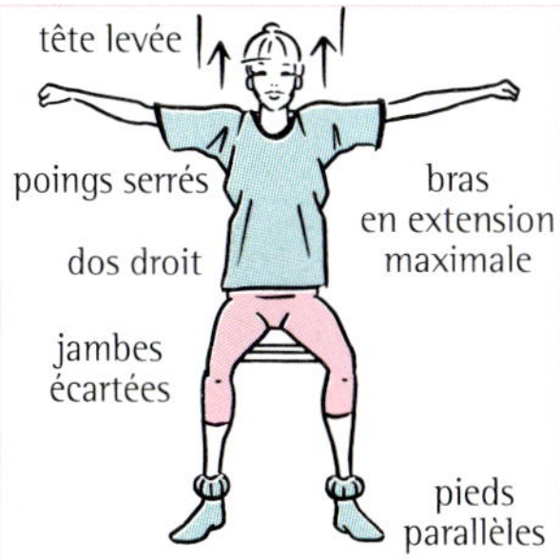

Le point important

Ne ramenez pas les épaules vers l'avant sur la contraction : elles doivent rester le plus possible vers l'arrière.

Saviez-vous...

D'une manière générale, les médecins conseillent, pour prévenir les maladies cardio-vasculaires :
– de faire régulièrement du sport ou une activité physique (notamment la marche afin d'améliorer la circulation sanguine et l'oxygénation des tissus),
– de se relaxer au maximum avec des techniques de relaxation (sophrologie, etc.) ou à l'aide de massages,
– d'avoir une bonne hygiène alimentaire,
– de surveiller sa tension artérielle,
– de consulter régulièrement,
– d'éviter de prendre trop de poids.

Exercice 1

Haussement des épaules avec les bras en croix

Description

Assis, bras en croix : haussez vos épaules et maintenez chaque contraction au moins 3 secondes. Travaillez à votre rythme.

Respiration

- Inspirez par le nez en abaissant les épaules.
- Expirez par la bouche en les haussant.

Répétitions

Faites 2 séries de 8 haussements d'épaules.
Reposez-vous une dizaine de secondes entre les séries.

L'erreur à éviter

Mouvoir le cou en haussant les épaules.

Et si c'est trop difficile !

Faites l'exercice avec les mains sur les genoux.

Variez vos séances

- En fléchissant les bras.
- En maintenant 8 secondes la contraction.
- En contractant les épaules avec les bras en l'air.

Vos questions

Q : La technique est-elle aussi efficace si on hausse une épaule après l'autre ?
R : Pas tout à fait ! L'exercice est plus efficace si l'on contracte les deux épaules simultanément.

Q : Fléchir les bras engendre-t-il vraiment une moindre efficacité du mouvement ?
R : Oui ! Toutefois, mieux vaut fléchir les bras et les conserver parallèles au sol plutôt que de les hausser fort peu en les positionnant mal...

Exercice 2
Cercles simultanés des bras sur le côté

Description
Assis : faites des cercles simultanés des bras sur le côté en haussant les épaules lorsqu'ils passent à la verticale.

Respiration
- Inspirez par le nez en redescendant les bras.
- Expirez par la bouche en les montant.

Répétitions
Faites 8 cercles vers l'avant. Reposez-vous une dizaine de secondes avant de recommencer.

L'erreur à éviter
Tirer insuffisamment les bras vers l'arrière et les ramener vers l'avant : ils ne doivent pas se croiser devant le corps (c'est un autre exercice) et doivent rester sur un plan perpendiculaire par rapport au corps.

Et si c'est trop difficile !
Faites un cercle des bras dans un sens puis dans l'autre en alternance.

Variez vos séances
- En restant 5 secondes immobile sur le haut des cercles.
- En faisant des cercles d'un bras après l'autre.
- En alternant un cercle vers l'avant avec un cercle à l'arrière.

Vos questions

Q : Cela revient-il au même de faire une fois les cercles vers l'avant puis vers l'arrière en alternance ?
R : Non ! Cette solution est une variante qui n'engendre pas les mêmes résultats au niveau de l'endurance.

Q : Pourquoi est-il préférable de réaliser cet exercice avec les poings serrés et donc les bras contractés ?
R : Tout simplement parce que le fait de travailler en contraction musculaire constitue une difficulté supplémentaire et, par conséquent, rend l'exercice plus efficace.

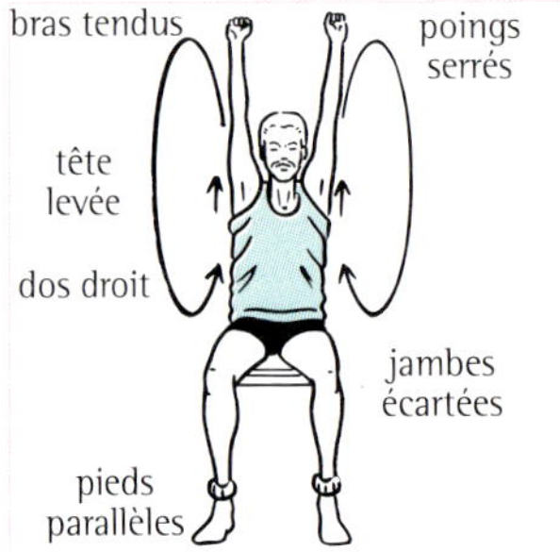

Le point important
Faites bien passer les bras tout près des oreilles.

Saviez-vous...
Un sport bien pratiqué renforce le cœur même après 60 ans.
La VO_2MAX (consommation maximale d'oxygène d'un individu en une minute pendant la réalisation d'un effort soutenu) diminue de 10 % tous les dix ans. Cette diminution peut entraîner un état de complète incapacité physique à un grand âge.
Il importe donc d'avoir une activité physique régulière pour enrayer ce processus. Les sportifs ont trois fois moins de risques que les autres d'avoir un infarctus ou un accident vasculaire cérébral. L'activité physique contribue à faire diminuer la tension artérielle ainsi que la fréquence cardiaque tout en entraînant une plus grande souplesse des vaisseaux.

Exercices détaillés pour tonifier les épaules

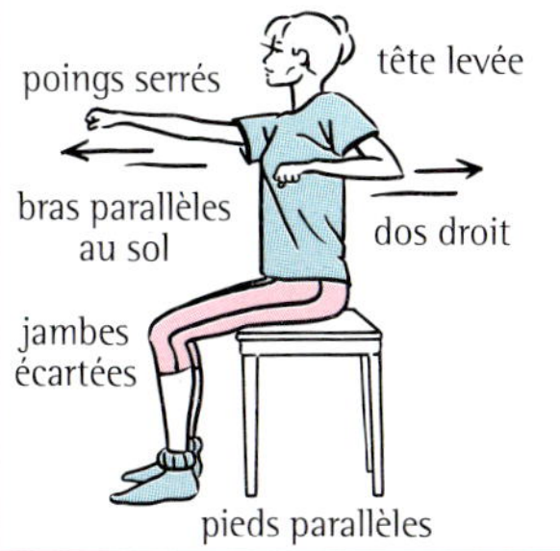

Le point important

Poussez les épaules vers l'avant lors de l'extension des bras.

Étirez les épaules vers l'arrière sur la flexion des bras.

Saviez-vous...

Pour fonctionner, le cerveau a besoin de nombreuses substances telles que la vitamine B_1 ou thiamine — que l'on trouve dans la viande, les œufs, les légumes secs, etc. Le magnésium, le phosphore, le calcium, le fer, le sélénium, le zinc, les vitamines B_3, B_5, B_E, B_8, B_9, B_{12} jouent un rôle au niveau de l'activité cérébrale. Les neurones utilisent le glucose. Les acides gras polyinsaturés (qui se trouvent dans les huiles végétales, la viande, le poisson) sont également indispensables au bon fonctionnement de l'organisme. Les spécialistes ont constaté des dérèglements nerveux chez des personnes présentant des carences en acides gras insaturés (alpha-linoléniques).

Exercice 3
Flexions-extensions des bras devant soi

Description

Assis : faites des flexions-extensions alternées des bras devant vous. Travaillez à votre rythme.

Respiration

- Inspirez par le nez en fléchissant les bras.
- Expirez par la bouche en les tendant au maximum.

Répétitions

Faites 2 séries de 10 flexions-extensions.
Reposez-vous une dizaine de secondes entre les séries.

L'erreur à éviter

Descendre les bras au fur et à mesure de la réalisation du mouvement et donc ne pas les tendre parallèlement au sol.

Et si c'est trop difficile !

Reposez-vous toutes les deux flexions-extensions.

Variez vos séances

- En tendant les bras simultanément.
- En écartant les doigts à chaque extension des bras.
- En maintenant les bras immobiles tendus durant 5 secondes devant soi.

Vos questions

Q : Est-il recommandé de serrer (contracter) le ventre et les fessiers en réalisant cette technique ?
R : Oui ! Mais ce n'est pas si facile que cela ! Lorsqu'on est concentré sur deux pôles d'intérêt, on a souvent tendance à opter pour un rythme respiratoire anarchique.

Q : Peut-on réaliser cet exercice en tenant un lest dans chaque main par exemple ?
R : Oui ! Mais à condition que les lests soient identiques. Ce choix constitue une difficulté supplémentaire par rapport à des poids car les muscles des avant-bras travaillent plus pour assurer leur prise.

Exercice 4
Élévation des bras fléchis derrière la tête

Description
Assis, doigts entrelacés, paumes devant vous : élevez ainsi vos bras fléchis le plus loin possible vers l'arrière. Travaillez lentement.

Respiration
- Inspirez par le nez en descendant vos bras.
- Expirez par la bouche en les montant.

Répétitions
Faites 2 séries de 8 élévations.
Reposez-vous une dizaine de secondes entre les séries.

L'erreur à éviter
Cambrer les reins en levant les bras.

Et si c'est trop difficile !
Décontractez complètement vos bras après chaque élévation durant 5 ou 6 secondes.

Variez vos séances
- En élevant devant soi les bras serrés aux avant-bras.
- En tenant un livre entre les mains.
- En maintenant pendant 6 secondes les bras immobiles en élévation.

Vos questions

Q : Si l'on élève les bras avec les coudes collés, exerce-t-on quand même les épaules ?
R : Oui, mais très différemment. Vous pouvez essayer de le faire une fois sur deux, afin de varier votre façon de travailler.

Q : Si l'on décontracte complètement les bras lorsqu'ils sont en bas, cela enlève-t-il beaucoup de l'efficacité de la technique ?
R : Seulement 15 % car l'efficacité réside essentiellement dans la partie supérieure de l'exercice.

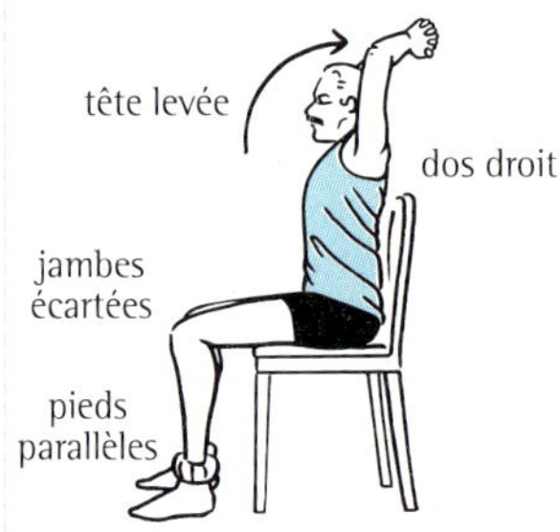

Le point important
Essayez, lors de l'élévation des bras, de conserver un angle constant entre les avant-bras et les bras.

Saviez-vous...
Une plante est définie comme transgénique lorsqu'il est ajouté un gène à son patrimoine génétique. Cela a pour conséquence de modifier certaines caractéristiques. Le gène en question peut provenir d'une plante aux propriétés très différentes.
Tous les aliments contenant des OGM (Organismes Génétiquement Modifiés) doivent avoir un étiquetage sous cette forme : « Produit élaboré à partir de soja (ou maïs) génétiquement modifié ».
Lorsque l'aliment contient moins de 1 % d'OGM, cette mention n'est pas obligatoire.

Tonifier la taille

L'idéal pour mincir et tonifier la taille

- Faire les exercices spécifiques conseillés au moins trois fois par semaine.
- Dépenser des calories par une gestuelle dynamique quotidienne (marche rapide, escaliers, etc.).
- Se masser la taille en prenant sa douche tous les jours.
- S'offrir une fois par semaine (si l'on en a les moyens) une séance de massage pour la taille chez un spécialiste.

Quelques sports qui aident à acquérir ou à garder un tour de taille svelte

Le jogging, l'aviron, le ski alpin et de fond, la marche rapide, l'escalade, la natation, le patinage...

Petits « plus » pour taille fine

Avec l'âge, la taille s'épaissit et les petits surplus pondéraux font leur apparition !

Voilà certes un adage défaitiste bien ancré dans les esprits... Heureusement, des milliers de seniors actifs sont là pour témoigner que l'empâtement est essentiellement dû à l'inactivité et à un déséquilibre entre l'apport calorique et les dépenses physiques, et non pas aux années qui passent.

Il importe donc de bien suivre une hygiène alimentaire en parallèle avec la pratique des exercices de culture physique pour obtenir un résultat optimal, malgré un ralentissement général inéluctable du métabolisme.

L'épaississement de la taille peut toutefois avoir également pour origine la rétention d'eau ou des ballonnements.

Une chose en tout cas est certaine : la pratique régulière des exercices ci-après permet d'obtenir un réel raffermissement de la taille.

Ne pas oublier non plus que la pratique régulière du jogging par exemple permet une excellente élimination calorique et influe directement sur le tour de taille.

Les exercices pour la taille et les jambes conseillés dans ce guide peuvent être également utilisées pour se préparer au ski.

Votre question

Q : Si le nombre de répétitions conseillé pour un exercice semble insuffisant, doit-on augmenter le nombre de mouvements dans les deux séries ou faire quatre séries avec un nombre de mouvements plus réduit ?

R : Cela ne donne pas exactement le même résultat. La pratique des séries très longues entraîne davantage l'organisme à retarder l'apparition de l'acide lactique dans les tissus, alors que la réalisation de séries courtes permet une récupération plus rapide et un travail plus soutenu au niveau du rythme et de l'amplitude gestuelle. À vous de choisir...

Info-santé

Sachez mesurer votre pouls au repos

En règle générale, la prise du pouls se fait pendant 15 secondes. Il suffit ensuite de multiplier par quatre.
Le pouls varie d'une personne à l'autre.

Voici quelques tableaux pouvant vous permettre de vous situer :

Prise du pouls au repos

Sexe masculin	Très bon	Bon	Moyen	Passable
40 à 50 ans	65 maximum	66 à 73	74 à 89	90 et plus
50 ans et plus	67 maximum	68 à 75	76 à 89	90 et plus

Sexe féminin	Très bon	Bon	Moyen	Passable
40 à 50 ans	73 maximum	75 à 79	80 à 98	99 et plus
50 ans et plus	75 maximum	77 à 83	84 à 102	103 et plus

Exemple de prise du pouls pendant une activité physique d'intensité moyenne

Hommes ou femmes
40 ans : 144
45 ans : 138
50 à 55 ans : 132
60 ans : 126
65 ans et plus : 120

En général, les femmes possèdent un pouls plus rapide que celui des hommes.

Les fréquences maximales de pulsation à ne pas dépasser pour les hommes et les femmes :
40 à 50 ans : 150
50 ans et plus : 140

13 conseils pour garder la forme et... ne pas prendre trop de formes !

- Variez au maximum votre alimentation.
- Ne supprimez aucun légume.
- Hydratez-vous suffisamment (1,5 l d'eau par jour en moyenne).
- Ne vous suralimentez pas : proportionnez bien vos apports caloriques à vos dépenses.
- Consultez au moins une fois un médecin nutritionniste.
- Évitez les grignotages.
- Prenez un petit déjeuner en rapport avec vos activités. Si vous ne vous dépensez pas dans la matinée, inutile de prendre un petit déjeuner pantagruélique.
- N'hésitez pas à consommer quatre petits repas plutôt que deux repas copieux.
- Ne supprimez pas le pain, les pâtes ou le riz en raison de l'amidon qu'ils apportent, qui est important pour le cerveau et les muscles.
- Prenez le temps de bien mastiquer, en étant assis.
- Ne vous forcez jamais à finir un plat.
- Ne parlez pas en mâchant.
- Buvez avec lenteur.

Tonifier la taille

La taille est la partie du corps la plus facile à exercer

N'hésitez pas à augmenter le nombre de répétitions. L'idéal est de jumeler la pratique de ces exercices avec une activité dynamique comme le vélo ou la marche rapide.

Temps de réalisation pour ces quatre exercices : 12 minutes.

Pour un résultat de qualité : pratiquez au moins 3 fois par semaine les exercices ci-après.

Voir les détails de chaque technique dans les pages suivantes.

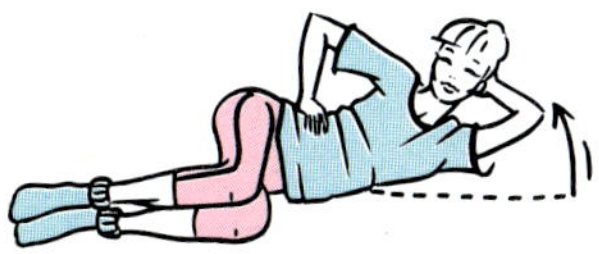

Exercice 1

Toucher la hanche avec la main en redressant le buste

Très confortable, cette technique s'adapte à tous niveaux sans aucune difficulté. Elle renforce les muscles abdominaux avec facilité.

Répétitions : 12 élévations latérales du buste de chaque côté.

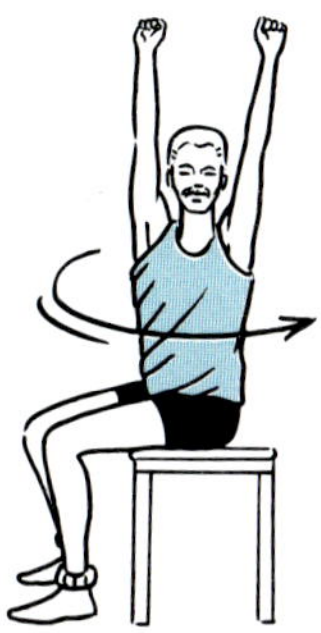

Exercice 2

Rotation du tronc

Cet exercice présente également l'avantage de bien étirer le dos si on le réalise avec les épaules haussées.

Répétitions : 2 séries de 16 rotations alternées.

Tonifier la taille

L'épaississement de la taille est un des témoins du temps qui passe, aussi est-il important de maintenir une certaine sveltesse, autant pour le plaisir des yeux que pour une meilleure aisance gestuelle.

Comme pour les autres parties du corps à modifier, vous n'obtiendrez un résultat probant qu'en respectant les préceptes d'une alimentation saine.

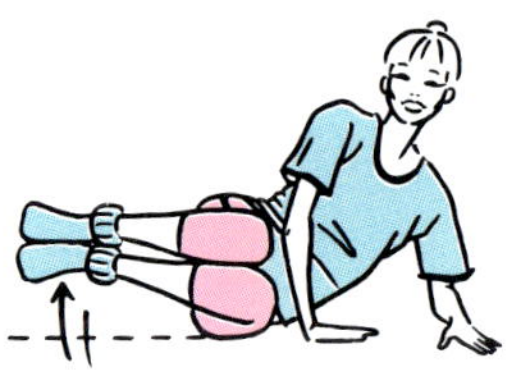

Exercice 3
Élévation latérale des jambes

Mouvement inhabituel dans le cadre de la vie courante. Il active vraiment les fibres musculaires qui n'ont absolument pas l'habitude de travailler.

Répétitions : 1 série de 12 élévations de chaque côté.

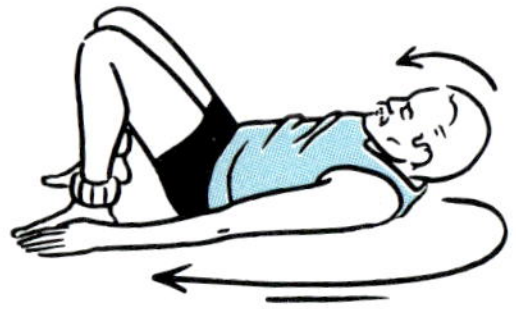

Exercice 4
Toucher la cheville avec la main du même côté

Ce dernier exercice permet un travail complet de tonification de la taille.

Répétitions : 2 séries de 12 touchés de pieds alternés.

Exercices détaillés pour tonifier la taille

Exercice 1
Toucher la hanche avec la main en redressant le buste

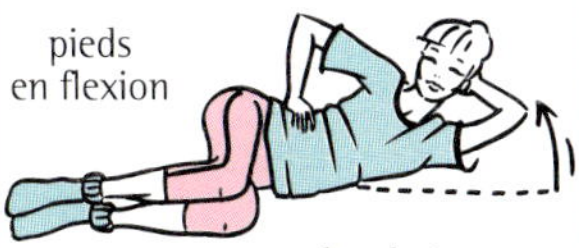
bras replié sous la tête
ou petit coussin
bras replié sur le sol
pieds
en flexion
dos droit
jambes fléchies à 90°
et superposées

Description
Allongé sur le côté, les jambes repliées : redressez le buste latéralement. Reposez la tête après chaque élévation. Travaillez à votre rythme.

Respiration
- Inspirez par le nez en redescendant le buste.
- Expirez par la bouche en le remontant.

Répétitions
Faites 12 élévations latérales du buste de chaque côté. Reposez-vous une dizaine de secondes entre les séries.

L'erreur à éviter
Remonter le corps en se penchant vers l'avant.

Et si c'est trop difficile !
Aidez-vous en prenant appui sur le bras replié devant vous.

Variez vos séances
- En maintenant durant 5 secondes chaque relevé latéral.
- En tendant la jambe supérieure.
- En alternant un petit relevé latéral avec un grand.

Le point important
Ramenez bien les genoux vers le visage.

Saviez-vous...
La moelle osseuse est le site de production des cellules qui assurent la défense immunitaire (telles les lymphocytes B et T, les cellules dendritiques, les monocytes et les macrophages).
Le thymus (glande située devant la trachée, développée seulement chez l'enfant et jouant un rôle prépondérant dans la lutte anti-infections) sert à la production des lymphocytes (ce sont des leucocytes — globules blancs — mononucléaires de petite taille à cytoplasme réduit et ayant une action essentielle dans l'immunité durant la période de maturation de l'être humain).
Ensuite, le thymus réduit son activité.

Vos questions

Q : Peut-on réaliser cet exercice avec les jambes tendues ?
R : Ce n'est pas conseillé en raison du mauvais positionnement de la colonne vertébrale.

Q : Peut-on s'aider en se positionnant en appui sur l'avant-bras (au lieu d'avoir le bras tendu) ?
R : Non ! Car, dans ce cas-là, on ne travaille plus les muscles obliques, ce qui est le but de l'exercice.

Exercice 2
Rotation du tronc

Description
Assis sur un tabouret : faites des rotations du tronc avec les bras en élévation. Travaillez lentement.

Respiration
- Inspirez par le nez en ramenant le corps devant vous.
- Expirez par la bouche sur la phase de rotation maximale.

Répétitions
Faites 2 séries de 16 rotations alternées.
Reposez-vous une dizaine de secondes entre les séries.

L'erreur à éviter
Monter insuffisamment les bras vers le haut : ils doivent être le plus possible perpendiculaires au sol.

Et si c'est trop difficile !
Reposez à chaque fois les mains sur les genoux.

Variez vos séances
- En alternant les bras en élévation avec les bras en croix.
- En pratiquant 2 fois 8 rotations à droite, puis 8 rotations à gauche en alterné.
- En alternant deux flexions latérales du buste (à droite puis à gauche) avec deux rotations des bras en élévation.

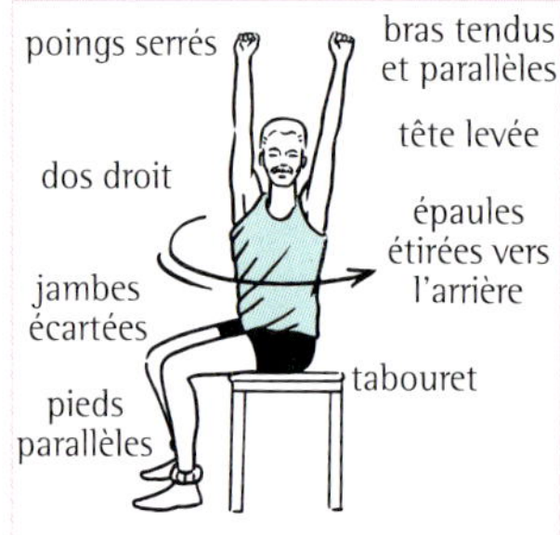

Le point important
Conservez bien les bras immobiles pendant les rotations : c'est la taille qui bouge, pas les bras.

Saviez-vous...
Les seniors pratiquant une activité physique soutenue et régulière maintiennent bien mieux leurs facultés intellectuelles que les seniors sédentaires.
En effet, l'exercice aurait un rôle de stimulation au niveau de la synthèse de substances, favorable et au maintien et à l'amélioration des cellules cérébrales.
On en est certain actuellement : il existe un rapport entre l'état physique et l'activité cognitive. Il a en effet été observé chez des sujets âgés un déclin intellectuel très marqué dans les deux ans précédant la mort. Cela prouve bien le lien entre l'état physique et mental et les facultés intellectuelles !

Vos questions

Q : Quel rôle jouent les bras en élévation ?
R : Ils permettent de travailler le dos en rotation en état d'étirement, ce qui est extrêmement bénéfique.

Q : Doit-on aller le plus loin possible sur la rotation ?
R : Oui ! Il est tout à fait primordial (surtout pour la seconde série) de bien tourner le buste, mais il convient de le faire en douceur !

Exercices détaillés pour tonifier la taille

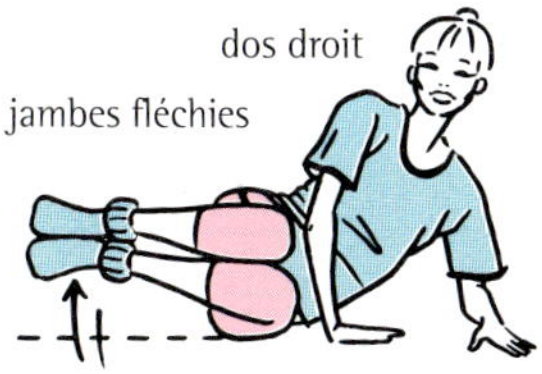

Le point important

Réaliser cet exercice sur un rythme constant.

Saviez-vous...

L'andropause n'est pas l'équivalent de la ménopause. En effet, la femme constate une importante altération de la fonction ovarienne vers la cinquantaine, alors que l'homme possède toujours une activité testiculaire.

L'andropause est une carence hormonale touchant 5 à 10 % des hommes. Elle peut commencer à 45 ans et perdurer après 70 ans et se traduit par une diminution de l'activité sexuelle et par des troubles physiques et psychologiques. Le taux de testostérone est alors situé entre 1000 et 2000 µg/ml.

Exercice 3
Élévation latérale des jambes

Description

Allongé sur le côté, en appui sur un avant-bras : élevez les jambes fléchies et serrées sur le côté. Travaillez à votre rythme.

Respiration

- Inspirez par le nez en descendant les pieds.
- Expirez par la bouche en les élevant.

Répétitions

Faites 1 série de 12 élévations de chaque côté.
Reposez-vous une dizaine de secondes entre les séries.

L'erreur à éviter

Ramener insuffisamment les genoux vers la poitrine et, de fait, ne pas fléchir assez les jambes, ce qui peut entraîner des tiraillements au niveau des muscles lombaires.

Et si c'est trop difficile !

Prenez appui sur le sol avec les mains placées devant le ventre.

Variez vos séances

- En élevant les jambes serrées et semi-fléchies.
- En élevant les jambes écartées.
- En restant 3 secondes en élévation.

Vos questions

Q : Peut-on reposer les jambes sur le sol après chaque élévation ?
R : Oui ! Mais l'exercice sera toutefois plus performant si on ne le fait pas. Vous pouvez cependant vous entraîner à reposer vos jambes sur le sol, lors des quatre mouvements, si réaliser l'exercice sans les poser du tout vous semble trop difficile.

Q : Est-ce un inconvénient que de décoller les jambes l'une de l'autre ?
R : Si vous gardez constant l'angle entre les jambes, cela ne constitue pas une erreur. En revanche, si vous écartez les jambes pour prendre de l'élan afin de rendre plus facile l'exercice, cela enlève de l'efficacité à la technique.

Exercice 4
Toucher la cheville avec la main du même côté

Description
Allongé sur le dos, jambes repliées et écartées : touchez en alternance le pied gauche avec la main gauche et le pied droit avec la main droite. Travaillez à votre rythme.

Respiration
• Inspirez et expirez par la bouche à votre convenance.

Répétitions
Faites 2 séries de 12 touchés de pied alternés.
Reposez-vous une dizaine de secondes entre les séries.

L'erreur à éviter
Trop relever le buste : le corps doit bien s'incliner sur la gauche et sur la droite en alternance, afin de travailler les abdominaux.

Et si c'est trop difficile !
Contentez-vous de toucher avec la main le côté de la cuisse au lieu du pied.

Variez vos séances
• En touchant les genoux par les côtés et les pieds en alternance.
• En travaillant un côté puis l'autre.
• En ayant les jambes fléchies et serrées.

Vos questions

Q : Comment réaliser cette technique si l'on a la nuque fragile ?
R : Pratiquez cet exercice avec deux petits coussins sous la tête, afin de la surélever.

Q : Peut-on également placer un coussin sous les hanches ?
R : Oui, à condition de très bien le positionner ! Ne le placez pas trop haut : le but est d'arrondir le bas du dos et non de le creuser.

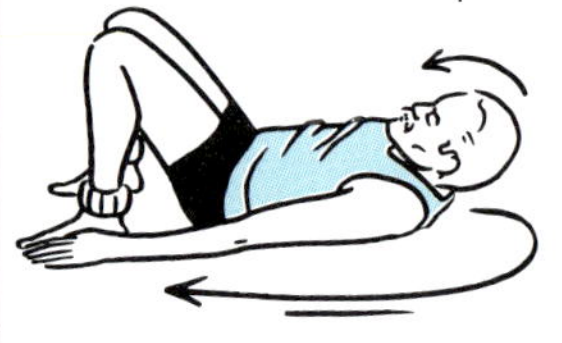

Le point important
Rapprochez bien vos pieds de vos fessiers.

Saviez-vous...
Les sucres lents ont une influence apaisante sur le système nerveux.
Ils facilitent également le sommeil.
Le calcium a plutôt une action sur la transmission de l'influx nerveux.
Les oligo-éléments tels le cuivre, le sélénium, le magnésium, le cobalt, le potassium ont également une action directement bénéfique sur l'état de fatigue et sur le comportement.
Les protéines ont la réputation d'avoir un effet excitant sur le système nerveux.
Les lipides sont utilisés pour la reconstruction de certaines parties du cerveau.
Le phosphore aide à améliorer la mémoire.

Tonifier les jambes

Que penser des collants et chaussettes de contention ?

Ils sont indiscutablement efficaces !
On apprécie notamment leur port lors des voyages en avion.

Pour des jambes en forme, à éviter absolument

– Les longues stations debout immobiles.
– Les talons trop hauts.
– Les pantalons trop serrés.
– Les positions déséquilibrées sur les jambes (être trop en appui sur une jambe).
– Les chaussures trop serrées.
– La chaleur (telle celle du sauna).
– Les sports violents en pratique intense.

Les drainages lymphatiques

Ils sont extrêmement bénéfiques pour les jambes.
Ils améliorent réellement la circulation ; si vous le pouvez : n'hésitez pas à vous en offrir un chaque semaine.

Quelques exercices complémentaires

Vos jambes doivent être ménagées car c'est d'elles que dépend votre autonomie !

La marche, le footing léger, la natation, le vélo sont autant d'activités qui entretiennent une certaine aisance articulaire et une tonicité musculaire des jambes. Il est toutefois essentiel de pratiquer quelques exercices spécifiques de stretching en complément (voir page 62) de ces activités.

Les exercices ci-après qui vous sont proposés sont complémentaires et assurent un développement harmonieux de la masse musculaire.

Vous pouvez par exemple récupérer entre deux exercices en gardant vos jambes en l'air appuyées contre un mur durant une ou deux minutes. C'est excellent pour la circulation sanguine et cela permet une réelle relaxation.

Détendez-vous également en massant vos jambes et en insistant bien sur le geste ascendant à la fin de votre séance. Dormez ensuite en les surélevant.

N'hésitez pas non plus à les reposer sur un tabouret, par exemple en regardant la télévision ou en lisant.

Évitez de porter des « lests » (bracelets de chevilles de 2 kg, 1 kg ou 0,5 kg) si vous souffrez de problèmes circulatoires, sauf pour les exercices avec les jambes en élévation.

N'oubliez pas que ce sont vos jambes qui portent tout le poids de votre corps et qu'il importe de bien surveiller votre poids afin de ne pas créer ou accentuer certains traumatismes vasculaires ou articulaires.

Trois excellents conseils

• Tous les soirs, massez-vous les jambes avec un soin spécifique en aidant bien la circulation de retour.
• Buvez un litre et demi d'eau minérale.
• Pendant les vacances, promenez-vous dans la mer pour profiter d'un massage naturel et marchez sur le sable pieds nus pour activer la circulation sanguine.

Info-santé

Sachez mieux rentabiliser vos gestes au quotidien

• S'asseoir confortablement.
Assis : essayez de vous entraîner à conserver les genoux rapprochés, à positionner vos pieds parallèles et à étirer votre dos (discrètement) le plus longtemps possible, en positionnant les épaules à l'arrière (toutefois sans exagération).

• Bien marcher !
Entraînez-vous à marcher le plus droit possible, la tête bien droite, en pensant à rentrer le ventre (en prenant bien conscience de la contraction abdominale).
Le pas, quant à lui, doit être bien déroulé (d'où l'importance de bien choisir ses chaussures) en plaçant le talon sur le sol, la plante du pied puis l'extrémité. La respiration est également importante et doit surtout s'effectuer sur un rythme régulier relativement lent.

• Attendre debout sans trop de désagréments !
Évidemment, le mieux est d'attendre en marchant. Rester debout immobile est extrêmement nocif pour les jambes. Si vous n'avez pas la possibilité de vous asseoir ou de marcher : pensez à vous adosser et à arrondir le bas du dos en alternance avec un étirement dorsal consistant à étirer la tête vers le haut afin de se grandir le plus possible. Veillez également à bien équilibrer le poids de votre corps sur vos jambes, ainsi qu'à répartir équitablement le poids de vos paquets, si vous en avez.

• Dormir sans se réveiller fourbu !
Avant tout, évitez absolument les matelas ultra-durs ! Les lits tout mous sont également à bannir. Les premiers occasionnent souvent des états douloureux au réveil, les seconds accentuent les déformations de la colonne vertébrale. Donc préférez un lit ferme, tout simplement.
Il est conseillé de surélever les jambes d'au moins une dizaine de centimètres pendant le sommeil.
La position dite « du fœtus » (allongé sur le côté, une (ou les) jambe(s) fléchie(s), un bras replié sous la tête) est l'une des positions recommandées par les spécialistes pour avoir un sommeil réparateur et un bon réveil.

Saviez-vous...

D'une façon générale, le poids varie avec l'âge.
On est plus ou moins stable de 20 à 30 ans, puis on a tendance à prendre du poids jusqu'à la cinquantaine, enfin à remaigrir progressivement ensuite. Le métabolisme de base – quantité de chaleur exprimée en calories produite par le corps humain, par heure et par m^2 de surface du corps au repos – diminue d'environ 3 % tous les dix ans après l'âge de 20 ans.
Si l'on a une vie sédentaire, la perte du tissu musculaire s'élève à 0,44 % par an.
Cela signifie que sans activité physique entre 20 et 70 ans, la perte de la masse musculaire de base s'élève à 25 %. C'est un réel problème, d'autant plus que, souvent, l'impact graisseux en revanche est en augmentation.
Encore une raison de plus de pratiquer assidûment un programme de culture physique !

Tonifier les jambes

Les jambes sont l'assurance d'une démarche sûre et déliée

**Ce sont elles qui font dire de vous que vous avez une allure jeune.
N'attendez pas de ressentir raideurs et douleurs dues à l'inactivité pour réaliser les exercices suivants.**

Temps de réalisation pour ces quatre exercices : 12 minutes.

Pour un résultat de qualité : pratiquez au moins 3 fois par semaine les exercices ci-après.

Voir les détails de chaque technique dans les pages suivantes.

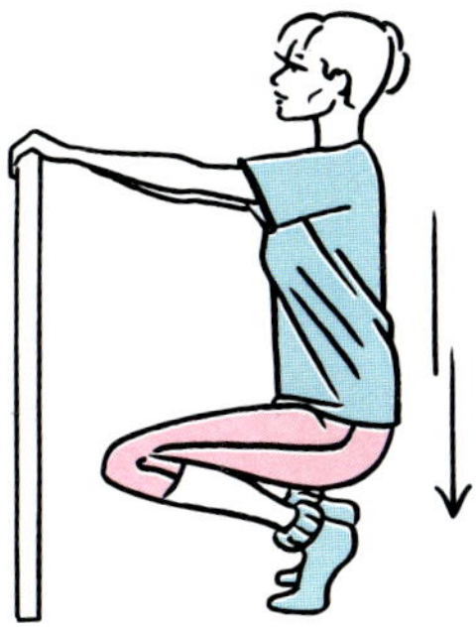

Exercice 1

Semi-flexions sur les jambes

Cet exercice classique, basique, permet de se baisser avec aisance et présente l'avantage de renforcer les muscles fessiers en plus de ceux des jambes.

Répétitions : 2 séries de 8 flexions.

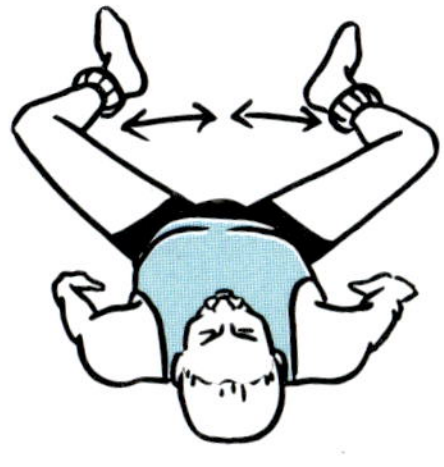

Exercice 2

Écartés et rapprochés des jambes fléchies

Efficace pour les muscles adducteurs (intérieur des cuisses), cette technique exerce également un peu les muscles abdominaux. Il est d'ailleurs conseillé de la réaliser en contraction abdominale.

Répétitions : 2 séries de 12 rapprochés des jambes.

Tonifier les jambes

Si vous disposez d'un peu de temps, n'hésitez pas à vous masser les jambes en aidant la circulation de retour par des gestes plus appuyés.

Pensez également à éviter les bains trop chauds et les vêtements trop serrés.

Les chaussures trop étroites contribuent également à la gêne circulatoire et au gonflement des membres.

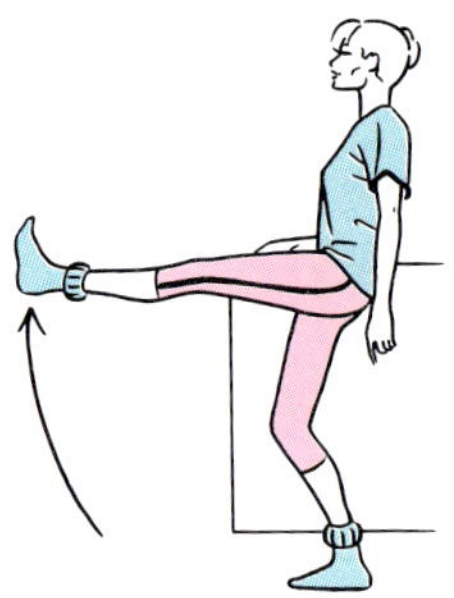

Exercice 3
Élévation de la jambe devant soi

Il existe peu d'occasions de réaliser ce genre de mouvement. C'est pour cela que c'est l'un des exercices indispensables à travailler.

Répétitions : 10 élévations de chaque jambe.

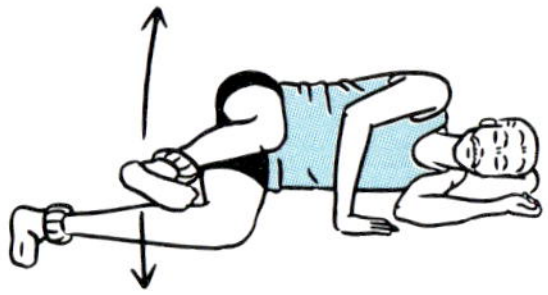

Exercice 4
Élévation de la jambe semi-fléchie

Facile et agréable, nul doute que cet exercice vous plaise ! Il permet aussi une rapide progression aussi bien au niveau de l'amplitude articulaire qu'au niveau de la tonicité musculaire.

Répétitions : 12 élévations de chaque jambe.

Exercices détaillés pour tonifier les jambes

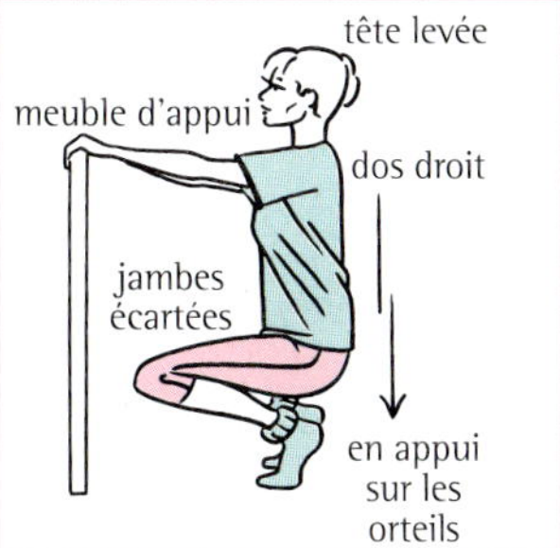

Le point important

Garder un rythme constant d'exécution des mouvements.

Saviez-vous...

La périostite (inflammation de la membrane conjonctive qui entoure les os) au niveau des jambes peut avoir différentes origines. Certains affirment qu'elle provient de petites fractures liées au stress, d'autres qu'elle provient d'une irritation musculaire. Parfois aussi une mauvaise cambrure des chaussures ou un entraînement incohérent peuvent en être la cause.

La périostite peut atteindre aussi bien les coureurs de marathon que les adeptes de la marche sur terrain dur (pavés...).

Elle est caractérisée par des sensations douloureuses au niveau des mollets ou sur l'avant de la jambe après l'effort par exemple. Soyez donc vigilant et n'hésitez pas à consulter un spécialiste dès l'apparition des premiers symptômes.

Exercice 1

Semi-flexions sur les jambes

Description

Debout face à un objet d'appui (meuble, chaise, fauteuil, etc.) : faites des flexions sur les jambes (descendez les cuisses jusqu'à la parallèle au sol). Travaillez lentement.

Respiration

- Inspirez par le nez en descendant.
- Expirez par la bouche en remontant.

Répétitions

Faites 2 séries de 8 flexions.
Reposez-vous une dizaine de secondes entre les séries.

L'erreur à éviter

Cambrer le dos au lieu de le garder bien droit.

Et si c'est trop difficile !

Prenez encore plus appui sur le support et ne fléchissez que fort peu les jambes.

Variez vos séances

- En faisant des flexions avec les jambes serrées.
- En alternant une grande et une petite flexion.
- En maintenant chaque flexion durant 5 secondes.

Vos questions

Q : Est-il préférable d'être en appui sur la totalité de la plante des pieds ou en équilibre sur les orteils ?
R : La sensation de l'exercice est différente suivant la position d'appui. Être complètement en appui sur les pieds est plus difficile et étire plus les mollets, être en équilibre sur les orteils est davantage à la portée de tous.

Q : Si l'on ressent quelques petites courbatures au niveau des cuisses, quel exercice peut-on faire pour les faire passer ?
R : Debout, pratiquez cette technique : appuyez un des talons contre la fesse correspondante et maintenez la position une dizaine de secondes avant de recommencer avec l'autre jambe.

Exercice 2
Écartés et rapprochés des jambes fléchies

Description
Sur le dos, poings sous les fessiers (ou bras le long du corps si vous préférez surélever le bassin à l'aide d'un coussin) : rapprochez et écartez les jambes fléchies. Travaillez lentement.

Respiration
- Inspirez par le nez en écartant les jambes.
- Expirez par la bouche en les rapprochant.

Répétitions
Faites 2 séries de 12 rapprochés de jambes.
Reposez-vous une dizaine de secondes entre les séries.

L'erreur à éviter
Ne pas conserver les mollets parallèles au sol.

Et si c'est trop difficile !
Réduisez l'amplitude des mouvements.
Vous pouvez également réaliser cette technique avec les mollets en appui sur une chaise (voir ci-après).

Variez vos séances
- En écartant une jambe après l'autre.
- En tendant les jambes à chaque écart.
- En réalisant en alternance un petit écart et un grand.

Vos questions

Q : Peut-on pratiquer cet exercice en reposant à chaque fois les mollets sur une chaise ?
R : Pourquoi pas ? Le principal est que votre dos soit bien placé. L'utilisation de la chaise permet en effet de conserver les mollets bien parallèles au sol, mais en revanche, l'exercice perd beaucoup de son efficacité !

Q : Est-il possible de ne pas surélever le bassin pour réaliser cet exercice ?
R : Bien sûr ! Toutefois, il convient dans ce cas d'avoir les cuisses bien perpendiculaires au sol au départ afin de pallier tout risque de cambrure lombaire.

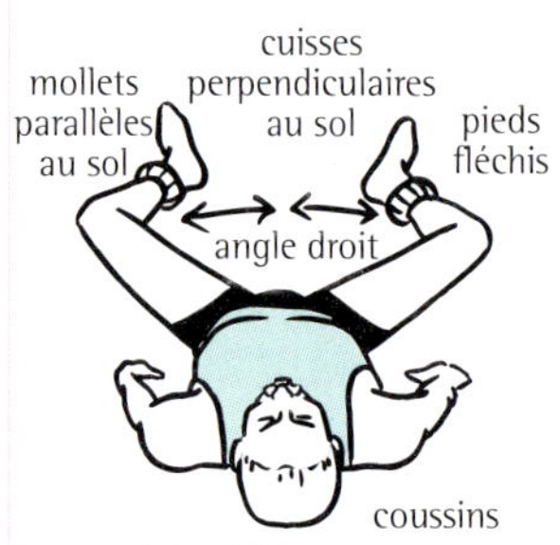

Le point important
Écartez les jambes symétriquement.

Saviez-vous...
C'est une faible quantité d'eau (2 à 300 ml) qui est fabriquée par l'organisme lors de la combustion des nutriments caloriques (en présence d'oxygène, les protéines, les lipides et les glucides deviennent de la chaleur, de l'eau et du gaz carbonique). Le complément indispensable en eau se fait par les aliments et les boissons.
C'est pour cela que les nutritionnistes conseillent de boire environ un litre et demi d'eau par jour. Vous pouvez boire sans problème l'eau du robinet (qui est très contrôlée) ou de l'eau minérale (en variant les marques).
Contrairement aux idées reçues dans les années 70, il n'est pas déconseillé de boire pendant les repas.
Après 65 ans, il convient de boire même sans avoir soif car cette envie ne se fait plus toujours sentir.

Exercices détaillés pour tonifier les jambes

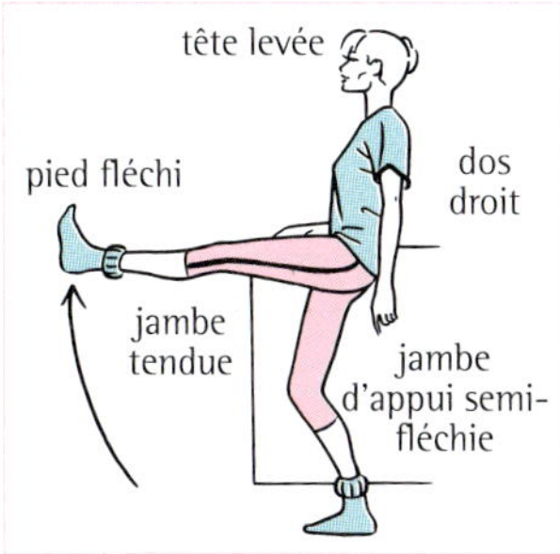

Le point important

Conserver le dos bien droit : ne penchez pas le corps vers l'avant.

Saviez-vous...

Il existe plus de 200 additifs (E101, E150, E260...) présents dans les divers aliments.
Ils ont pour rôle de colorer, émulsionner, éviter le rancissement, donner du goût, conserver...
Ils sont régis par arrêté ministériel. Si la plupart ne sont pas préjudiciables à la santé, certains sont cause d'allergies.
On trouve ainsi des antioxydants (E300 à E321) qui permettent une durée de conservation plus grande. Toutefois, il a été remarqué que l'acide ascorbique (E300) consommé de façon exagérée peut attaquer l'émail dentaire et éventuellement provoquer des diarrhées.
Quant aux agents de texture (E322 à E495) qui donnent par exemple du « moelleux » à un aliment, ils comprennent les émulsifiants et les stabilisants. Les alginates sont beaucoup utilisés.

Exercice 3
Élévation de la jambe devant soi

Description

Debout, une main en appui sur un meuble : élevez une jambe devant vous (au moins à 45°). Reposez-vous sur le sol à chaque fois. Travaillez lentement.

Respiration

- Inspirez par le nez en descendant la jambe.
- Expirez par la bouche en la montant.

Répétitions

Faites 10 élévations de la jambe gauche puis 10 de la jambe droite. Reposez-vous une dizaine de secondes entre les séries.

L'erreur à éviter

Bouger la jambe d'appui : celle-ci doit impérativement rester immobile (ainsi que le dos).

Et si c'est trop difficile !

Élevez la jambe moins haut en la fléchissant légèrement.

Variez vos séances

- En élevant la jambe une fois tendue et une fois semi-fléchie en alternance.
- En élevant la jambe tendue une fois devant soi et une fois sur le côté en alternance.
- En maintenant la jambe élévatrice décollée du sol durant 5 secondes à chaque fois.

Vos questions

Q : Quel est exactement le rôle de cet exercice ?
R : Souplesse au niveau de l'articulation coxo-fémorale (articulation de la hanche et de la jambe), ainsi qu'au niveau des fessiers, et amélioration de la tonicité musculaire jambière.

Q : Et si l'on ne repose pas le pied de la jambe d'action à chaque élévation ?
R : Cela constitue une difficulté supplémentaire et demande un minimum de sens de l'équilibre ! Il est évident que l'exercice est ainsi beaucoup plus efficace.

Exercice 4
Élévation de la jambe semi-fléchie

Description
Allongé sur le côté, la jambe inférieure repliée à 90° : élevez la jambe supérieure semi-fléchie jusqu'à 45° (ou 90°si vous êtes plus entraîné), puis reposez-la sur le sol en contrôlant bien le geste. Travaillez à votre rythme.

Respiration
- Inspirez par le nez en abaissant la jambe.
- Expirez par la bouche en l'élevant.

Répétitions
Faites 12 élévations de chaque jambe.
Reposez-vous une dizaine de secondes entre les séries.

L'erreur à éviter
Prendre trop d'élan.

Et si c'est trop difficile !
Fléchissez légèrement la jambe.

Variez vos séances
- En ramenant vers vous en alternance une fois la jambe dans l'axe de son articulation et une fois la jambe dirigée vers l'extérieur.
- En travaillant avec la jambe complètement fléchie.
- En conservant la jambe immobile en l'air durant 5 secondes à chaque élévation.

Vos questions

Q : Jusqu'où doit-on élever la jambe ?
R : De préférence jusqu'à la perpendiculaire au sol ; en résumé : le plus haut possible mais sans forcer !

Q : Pourquoi la position du pied est-elle importante ?
R : Tout simplement parce qu'elle n'exerce pas les différents groupes musculaires de la même façon suivant son positionnement. Par exemple : si le pied reste parallèle au sol, il active plus les muscles fessiers que s'il est perpendiculaire au sol (en plus des muscles de la jambe bien sûr).

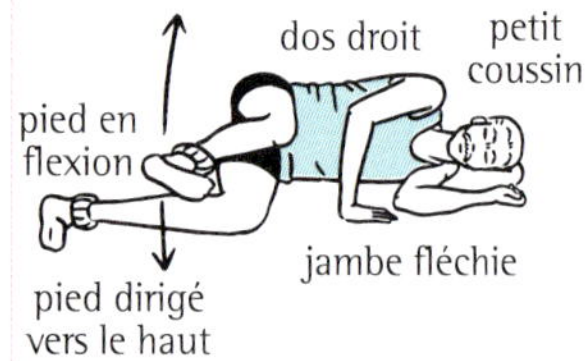

Le point important
Garder bien la jambe devant soi en permanence.

Ne la deviez pas de l'axe de son articulation.

Saviez-vous...

Apports journaliers conseillés si on a plus de 60 ans :

vitamine A	800 ER (Équivalent Rétinol)
vitamine B9	21 mg
vitamine B5	8 mg
vitamine B6	2 mg
vitamine B12	12 mg
vitamine C	100 mg
vitamine D	12 µg
vitamine E	15 mg
vitamine K	140 µg
potassium	5 g
phosphore	800 mg
sodium	700 mg
magnésium	420 mg
calcium	1,5 g

Tonifier les fessiers

Saviez-vous...

Malgré beaucoup de critiques, certains produits cosmétiques sont efficaces.
Une bonne crème doit avoir un pH compatible avec celui de la peau. Les crèmes hydratantes ne concernent que les couches supérieures de l'épiderme.
Les crèmes anti-radicaux ont actuellement une action partiellement reconnue. Quant aux crèmes antirides, elles interviennent bénéfiquement sur la protection, l'élasticité et l'hydratation.
Pour tester une crème antirides, les laboratoires emploient entre autres la technique dite de la profilométrie tridimensionnelle qui décrypte au fur et à mesure l'état de la peau dont l'empreinte est contrôlée à l'aide d'un silicone souple.
Le domaine de la cosmétologie est sans cesse en évolution et nul doute que les crèmes du futur arriveront à effacer les rides.

Des fesses bien galbées

Impossible de conserver des fessiers toniques sans les exercer à l'aide d'une activité spécifique (comme le jogging...) ou avec des techniques appropriées.
Il faut savoir qu'on peut les remuscler à tout âge, il s'agit simplement d'une question d'assiduité et de disponibilité.
Il est essentiel de leur redonner (ou de maintenir) un galbe agréable et, pour cela, il importe de réaliser des exercices complémentaires, et non pas des techniques exerçant toujours les mêmes groupes musculaires.
Certes, travailler les muscles fessiers s'effectue avec cette inévitable sensation un peu douloureuse mais qui est le témoignage de l'efficacité de l'exercice. Alors, ne vous découragez pas. Cela est tout à fait normal !
Les techniques choisies l'ont été avec le souci permanent de sécuriser le dos au maximum et de permettre une progression gestuelle tout en douceur.
En général, on constate un résultat au niveau de la fermeté au bout d'environ deux mois.
Si l'on désire regalber les fessiers, il convient de porter des lests (bracelets pour chevilles de 1 kg ou 0,5 kg) afin de prendre rapidement un peu de volume esthétique.
En revanche, si le but de vos entraînements est de raffermir et de faire diminuer le volume des fessiers, il convient de rallonger au maximum les répétitions et de varier les rythmes de réalisation (par exemple en alternant une série rapide et une série lente). L'hygiène alimentaire joue bien sûr un rôle essentiel pour l'obtention d'un résultat.
Un auto-massage quotidien sous la douche peut également être un complément appréciable dans la lutte contre « la fesse molle ».

Info-santé

Pourquoi les hommes perdent-ils leurs cheveux ?

Les principales causes sont :

• Les dysfonctionnements thyroïdiens ainsi que d'autres facteurs tels que sueur, fatigue, perte de poids, troubles du rythme cardiaque.

• Le stress (d'ordre physique ou psychologique).
Les explications à ce sujet sont peu précises mais le stress serait en relation avec le système immunitaire.

• Une mauvaise alimentation entraînant des carences (parfois dues à des régimes hypocaloriques) en zinc, acide folique, magnésium et vitamine B_9.

• Un mauvais choix des shampooings ou des teintures.

• Les hormones mâles.
Scientifiquement, c'est la testostérone transformée en dihydrostérone (DHT) sous l'influence d'une enzyme (le 5 alpha-réductase) qui provoquerait une altération de la racine des cheveux ainsi qu'une accélération du cycle pilaire. Tout cela crée une chute prématurée des cheveux.

• L'anémie.
Il a été remarqué qu'elle peut entraîner des cas d'alopécie.

• Certains traitements médicamenteux.
En effet, la prise de certains médicaments a pour conséquence l'altération du cycle pilaire, souvent réversible, heureusement.

À savoir

L'alopécie androgénique (calvitie génétique et hormonale) peut également atteindre les femmes (10 à 20 %).
Pour les hommes, elle peut les concerner dès l'âge de 20 ans et dégarnir le crâne en dix ans. Mais, en règle générale, elle commence vers 30 ans et se transmet de père en fils.

Une bonne nouvelle

Il existe actuellement de nombreux traitements pour soigner la chute des cheveux. Cela va du Minoxidil (Alostil), qui s'applique sous forme de lotion, au finateride (Propécia) mais dont les effets s'arrêtent dès qu'on stoppe le traitement, en passant par les prises de vitamines B, d'acides aminés soufrés, de traitements hormonaux ou par des techniques chirurgicales. On a quand même le choix !

Tonifier les fessiers

Il est possible de s'entraîner sans courbatures

Afin d'éviter d'éventuelles courbatures après chaque exercice, pratiquez l'étirement suivant pendant 10 secondes : assis en tailleur, fléchissez le buste vers l'avant (le dos restant bien plat).

Temps de réalisation pour ces quatre exercices : 15 minutes.

Pour un résultat de qualité : pratiquez au moins 3 fois par semaine les exercices ci-après.

Voir les détails de chaque technique dans les pages suivantes.

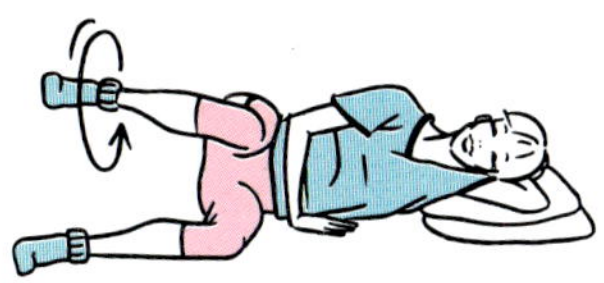

Exercice 1
Petits cercles de la jambe supérieure

Cette technique a fait ses preuves ! La douleur due à l'effort apparaît assez tôt, certes, mais le résultat que l'on obtient en le pratiquant régulièrement est très satisfaisant.

Répétitions : 10 cercles dans un sens puis 10 cercles dans l'autre, pour chaque jambe.

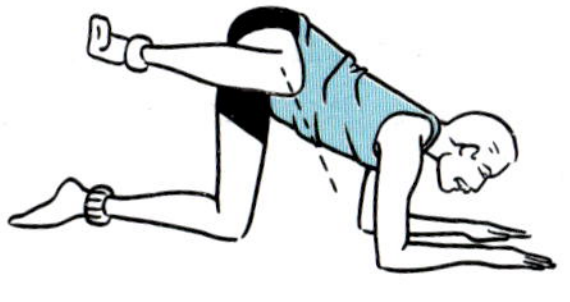

Exercice 2
Flexions-extensions de la jambe sur le côté

Confortable malgré les apparences, cet exercice est simple à réaliser. Vous pouvez placer votre menton dans une de vos paumes si vous préférez !

Répétitions : 2 séries de 8 flexions-extensions de chaque jambe.

Tonifier les fessiers

Ces quatre exercices sont à faire en « overdoses » et ne comportent aucune contre-indication. Ils présentent également l'avantage de renforcer d'autres groupes musculaires, tels les cuisses, les adducteurs, etc.

Il est tout à fait normal que vous ressentiez une impression de crampe dans la fesse qui n'est pas en action. Poursuivez malgré tout votre entraînement.

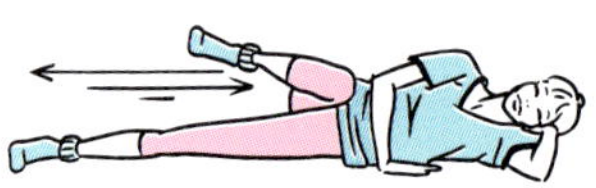

Exercice 3

Flexions-extensions de la jambe supérieure

Il étire et tonifie tout à la fois. C'est l'un des exercices les plus agréables pour les fessiers !
Il prépare bien les muscles à la technique suivante.

Répétitions : 2 séries de 8 flexions-extensions de chaque jambe.

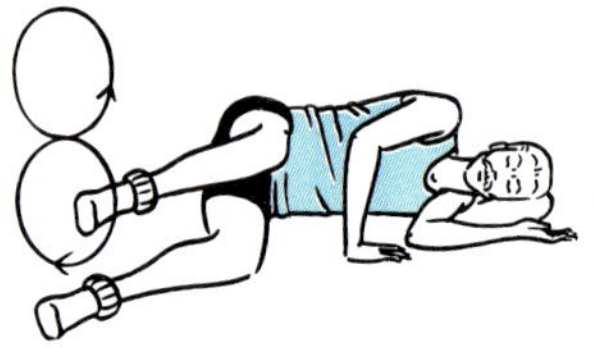

Exercice 4

Petits « huit » de la jambe supérieure

Technique complète, cet exercice active un maximum de fibres musculaires. S'il n'y avait qu'un seul mouvement à faire pour les fessiers, ce serait celui-là !

Répétitions : 6 « huit » à l'endroit, 6 « huit » à l'envers de chaque jambe semi-fléchie.

Exercices détaillés pour tonifier les fessiers

Exercice 1
Petits cercles de la jambe supérieure

Description
À partir de la position allongée sur le côté : faites de petits cercles de la jambe supérieure en semi-flexion. Travaillez à votre rythme.

Respiration
• Inspirez par le nez et expirez lentement par la bouche.

Répétitions
Faites 10 cercles dans un sens, puis dans l'autre, de chaque jambe. Reposez-vous une dizaine de secondes entre les séries.

L'erreur à éviter
Faire des cercles trop près du sol. La jambe active doit être élevée à 45° environ.

Et si c'est trop difficile !
Reposez la jambe active sur l'autre en la redescendant après chaque réalisation de cercle.

Variez vos séances
• En faisant un cercle dans un sens, puis un cercle dans l'autre en alternance.
• En gardant la jambe supérieure immobile en élévation et en faisant des cercles de la jambe inférieure (ce qui exerce en sus les muscles abdominaux).
• En alternant un grand cercle avec un petit.

Vos questions

Q : L'exercice est-il aussi efficace si la jambe est complètement fléchie au lieu d'être semi-fléchie ?
R : Non ! Plus la jambe va vers l'extension, plus la difficulté augmente, et plus l'exercice est performant.

Q : Peut-on arrondir le bas du dos pour réaliser cet exercice ?
R : Il n'y a pas de contre-indication, toutefois si les jambes sont bien positionnées à angle droit avec le corps, le dos est en position de sécurité !

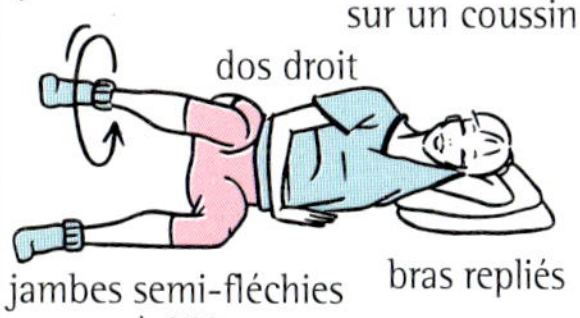

Le point important
Conservez bien vos bras parallèles au sol en permanence.

Saviez-vous...
Plus de 60 % des consultations des médecins ont un lien avec le stress.
Il peut agir indirectement sur les organes, tels le cœur (états spasmodiques artériels), le système immunitaire (périodes de faiblesse), le cerveau (troubles d'ordre psychique), les poumons (asthme), les muscles (crampes), la peau (boutons, eczémas, psoriasis), le système digestif (colite, ulcère).
Le stress se manifeste le plus souvent par une attitude irascible, de la boulimie, un manque de concentration, l'envie de pleurer, de la fatigue, etc. Il importe de réagir dès les premiers symptômes.
Il ne faut pas attendre que le stress influence la fonction organique. Comment ? En cherchant entre autres le contact avec les autres, en faisant du sport et en privilégiant le sommeil !

Exercice 2
Flexions-extensions de la jambe sur le côté

Description
À quatre pattes en appui sur les avant-bras : fléchissez et tendez une jambe sur le côté en reposant le pied sur le sol à chaque fois. Travaillez lentement.

Respiration
• Inspirez par le nez sur la flexion de jambe.
• Expirez par la bouche sur l'extension.

Répétitions
Faites 2 séries de 8 flexions-extensions sur le côté de chaque jambe. Reposez-vous une dizaine de secondes entre les séries.

L'erreur à éviter
Placer la jambe active trop à l'arrière : le genou doit être le plus près possible de l'épaule.

Et si c'est trop difficile !
Faites le même geste de la jambe couché sur le côté.

Variez vos séances
• En faisant en alternance une extension haute et basse de la jambe active.
• En faisant en alternance une extension latérale et arrière de la jambe d'action.
• En gardant chaque extension en l'air pendant 3 secondes.

Vos questions

Q : Peut-on monter la jambe fléchie assez haut sans inconvénient ?
R : Oui. Le modèle pour cet exercice consiste à avoir la cuisse parallèle au sol.

Q : Le dos doit-il bouger lors du mouvement ?
R : Le moins possible ! Il se peut qu'il bouge un tout petit peu, mais essayez de contrôler au maximum le mouvement afin que le dos reste le plus immobile possible.

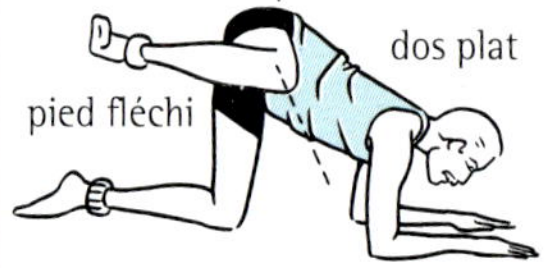
cuisses à angle droit avec le corps
dos plat
pied fléchi
tête levée ou relâchée (à votre convenance)

Le point important
Contrôler le geste au maximum afin de mieux ressentir le travail musculaire.

Saviez-vous...
Le citron (qui n'est familier en France que depuis le XVe siècle…) est connu pour renforcer le système immunitaire. Il est également réputé pour ses propriétés antiseptiques (notamment dans le cadre d'affections intestinales voire pulmonaires).
Il contient en plus de la vitamine C, de la vitamine B et des sels minéraux. Il a donc des caractéristiques anti-fatigue et antioxydantes. Il a aussi la réputation d'être anti-rhumatismal, diurétique, anti-goutteux et antipyrétique (qui fait tomber la fièvre).
Nos grand-mères se servaient du citron pour désinfecter les petites plaies.
Un citron contient : 89 % d'eau, 2,1 g de fibres, 0,3 g de lipides, 1 g de protides, 9,3 g de glucide qui fournissent à peu près 29 calories.

Exercices détaillés pour tonifier les fessiers

Exercice 3
Flexions-extensions de la jambe supérieure

Description
Allongé sur le côté en appui sur les coudes ou la tête sur un coussin : faites une flexion-extension de la jambe supérieure dans le prolongement du corps. Travaillez à votre rythme.

Respiration
- Inspirez par le nez pendant la flexion de jambe.
- Expirez par la bouche pendant l'extension.

Répétitions
Faites 2 séries de 8 flexions-extensions de chaque jambe. Reposez-vous une dizaine de secondes entre les séries.

L'erreur à éviter
Tirer trop vers l'arrière la jambe en extension, ce qui occasionne une courbure lombaire.

Et si c'est trop difficile !
Ne tendez pas complètement la jambe à l'arrière et ramenez moins le genou vers la poitrine.

Variez vos séances
- En conservant 6 secondes la jambe active élevée pendant l'extension.
- En alternant une flexion-extension dans le prolongement du corps avec une flexion-extension devant soi.
- En alternant 2 mouvements lents avec 2 plus rapides.

Vos questions

Q : Peut-on réaliser cet exercice en appui sur une main ?
R : Non ! Car cela crée une position dorsale tout à fait défavorable. À éviter absolument !

Q : Est-il conseillé de surélever le bassin pour la réalisation de cet exercice ?
R : C'est possible… Toutefois, il vaut mieux le réaliser à plat sur le sol (hormis le petit coussin sous la tête en cas d'inconfort cervical).

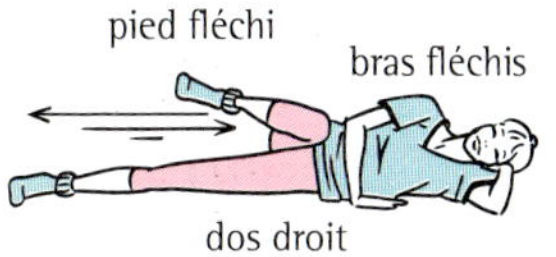

Le point important
La jambe active doit être en permanence à environ 45°. Sinon, les muscles fessiers s'activent insuffisamment.

Saviez-vous…
Il faut se méfier des médicaments amaigrissants.
Les diurétiques accélèrent l'élimination de l'eau et n'agissent donc pas sur la graisse. Ils peuvent provoquer des crampes, des troubles nerveux, voire des vertiges.
Les amphétamines (produits coupe-faim) ont des effets secondaires importants (insomnies, dépendance, assèchement buccal…).
Les hormones thyroïdiennes provoquent une fonte de la masse musculaire et parfois, après l'arrêt du traitement, un dysfonctionnement de la glande thyroïde. Conclusion : il est indispensable de se faire suivre par un spécialiste compétent avant de consommer le médicament « miracle » … qui n'existe pas !

Exercice 4
Petits « huit » de la jambe supérieure

Description
Allongé sur le côté en appui sur un avant-bras ou la tête en repos sur un coussin, les jambes semi-fléchies ramenées à angle droit avec le corps : faites des « huit » de la jambe supérieure élevée à peu près à 45°. Travaillez lentement.

Respiration
- Inspirez par le nez en redescendant la jambe active.
- Expirez par la bouche en la levant.

Répétitions
Faites 6 « huit » à l'endroit, puis 6 « huit » à l'envers, de chaque jambe. Reposez-vous une dizaine de secondes entre les séries.

L'erreur à éviter
Ne pas conserver un angle de semi-flexion constant de la jambe active. L'action s'effectue au niveau de l'articulation de la hanche et non pas du genou.

Et si c'est trop difficile !
Fléchissez davantage les jambes et pratiquez des « huit » de moindre amplitude.

Variez vos séances
- En pratiquant un « huit » dans un sens, puis dans l'autre sens.
- En maintenant la position haute de la jambe pendant 8 secondes.
- En réalisant un petit « huit » en alternance avec un « huit » de moyenne amplitude.

Vos questions

Q : Pourquoi des « huit » ?
R : Parce que deux cercles réalisés dans l'espace permettent un travail complet de l'ensemble des fibres musculaires par rapport à une action linéaire par exemple.

Q : La jambe active doit-elle être près de la poitrine ?
R : Oui ! Toutefois, ceci dépend des aptitudes de chacun quant à la souplesse. Mais essayez de conserver le dos droit !

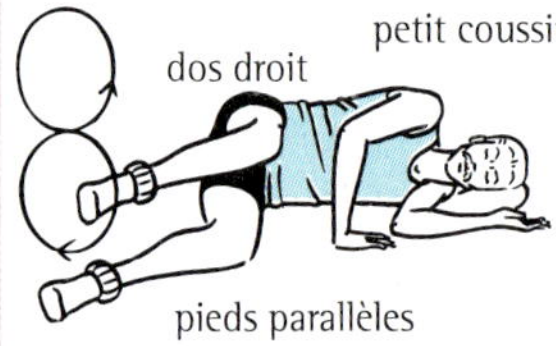

Le point important
Faire des « huit » le plus symétriques possible.

Saviez-vous...
Le bruit peut nuire à l'équilibre psychologique mais aussi à l'audition.
Par exemple, les bruits soudains et intenses peuvent entraîner une surdité brutale s'ils dépassent 130 décibels.
Les bruits répétés provoquent plutôt une baisse de l'audition, parfois définitive.
En réalité, un bruit est nocif à partir de 90 décibels, surtout s'il est aigu.
Notre organisme réagit à un bruit grâce à un réflexe de protection du nerf auditif dans le cadre d'un bruit très soutenu, mais parfois cette défense n'a pas le temps de se mettre en place.
Une nuisance sonore a des conséquences douloureuses à partir de 120 décibels, mais il est toutefois important d'éviter des bruits au-delà de 60 décibels, soit le bruit d'une tondeuse à gazon.

Tonifier les abdominaux

L'idéal

**Faire les exercices pour les abdominaux en complément de ceux pour le dos.
Ceci afin d'avoir la meilleure tenue vertébrale possible.**

Que faut-il penser des machines à abdominaux en salle de sport ?

Elles sont très performantes (à condition d'être bien adaptées à votre morphologie) mais présentent l'inconvénient d'exercer toujours les mêmes fibres musculaires. Il est donc souhaitable, pour un développement harmonieux des fibres musculaires, de travailler les muscles abdominaux avec des exercices de culture physique variés et de s'entraîner sur des machines en complément.

Un ventre plat et tonique

Avoir un ventre plat et tonique requiert un minimum de discipline au niveau de la réalisation des exercices, mais également au niveau de l'hygiène de vie et du comportement.
Par exemple : il importe de se tenir droit le plus possible, de mastiquer lentement les aliments, de s'hydrater suffisamment, et, de temps en temps, de pratiquer quelques respirations profondes.
N'oubliez pas non plus d'éviter le port de vêtements trop serrés à la taille.
Un résultat satisfaisant concernant la tonicité abdominale est obtenu au bout d'environ deux mois, à raison de trois séances par semaine.
S'entraîner une seule fois par semaine est certes mieux que rien, mais on ne peut espérer ainsi un résultat probant.
L'idéal, en plus des séances d'exercices pour les abdominaux, est de pratiquer un sport qui exerce efficacement ces muscles tels la danse moderne, l'escalade, l'aviron…
Cependant, si vous désirez enlever la petite couche graisseuse qui recouvre votre ventre, la pratique d'exercices est insuffisante et il faut avoir un minimum d'hygiène alimentaire. Mais sachez une chose : avec de la persévérance et du temps, on arrive à éviter ce surplus pondéral.

Les quatre trucs à faire dans la journée

• Se tenir droit le plus possible en s'efforçant de « rentrer le ventre ».
• Manger en s'appliquant à bien mastiquer.
• Boire suffisamment (généralement, on conseille 1,5 litre par jour).
• Inspirer et expirer très longuement en profondeur pour « déstresser » à certains moments de la jounée.

Ces conseils ne constituent bien évidemment pas la solution miracle, mais ils sont un complément efficace à la pratique des exercices décrits ici.

Info-santé

La cellulite, comment s'en débarrasser ?

Tout d'abord, sachez qu'il est possible de lutter contre la cellulite à tout âge, avec ou sans moyens financiers. Les méthodes les plus connues :

DANS UN INSTITUT :

- La pressothérapie : elle consiste à utiliser des bottes ou des hanchières qui transmettent des pressions successives. Cela décongestionne bien les tissus, raffermit la peau et a une action anti-eau.
- L'électrolipolyse : on implante dans l'amas graisseux des aiguilles de différentes longueurs reliées à un générateur. Un courant électrique détruit les adiposités.
- Le drainage lymphatique anticellulitique : c'est une technique de massage agréable destinée à l'évacuation de la lymphe vers les collecteurs sains.
- L'endermologie : elle se réalise à l'aide d'un appareil qui effectue des massages mécaniques du type « palpé-roulé ».
- La balnéothérapie à visée anticellulitique : elle s'effectue dans une baignoire à l'aide de jets d'eau à des pressions diverses, réalisant ainsi un massage localisé énergique.
- Le massage anti-cellulite : il commence par un massage mécanique à l'aide d'un appareil qui masse, roule et soulève la peau, suivi d'un massage manuel basé sur les techniques de pétrissage et de palpé-roulé.
- Les autres procédés : la chirurgie esthétique, la mésothérapie, l'hydrothérapie, la thalassothérapie spécialisée…

CHEZ SOI :

- L'automassage : il s'agit d'effectuer des massages circulaires sur les zones à traiter durant une dizaine de minutes, avec une huile désinfiltrante par exemple.
- Les exercices spécifiques : ils consistent à activer les zones encombrées à l'aide de techniques visant l'élimination du surplus pondéral.
- Les produits de consommation pour éliminer la cellulite sont nombreux, cela va des boissons à base de thé vert, d'asperge, de reine-des-prés, aux crèmes amincissantes et aux petits appareils de massage anti-cellulite.

Saviez-vous...

Les recettes de grand-mères reviennent en force.

Par exemple, si vous avez la peau du visage, et même celle du corps, sèche et dévitalisée, n'hésitez pas à composer cette crème restructurante.

Faites fondre 40 grammes de cire d'abeille dans 20 centilitres d'huile de germe de blé. Bien remuer, puis ajouter 10 gouttes d'huile essentielle de géranium, 4 grammes de teinture de benjoin et 1 cuillerée à soupe de jus de citron.

Veillez à obtenir un mélange bien homogène. Vous pouvez à votre convenance appliquer cette crème le jour ou la nuit.

Vous pouvez compléter cette préparation avec le « masque aux œufs » qui consiste à appliquer pendant 15 minutes sur le visage le mélange d'un jaune d'œuf, d'une cuillère à soupe de miel et d'une cuillère de lait.

Évitez toutefois… de le porter en présence de votre mari !

Tonifier les abdominaux

Abdominaux pour dos fragiles

Vous pouvez à votre convenance surélever votre tête ou votre bassin (ou les deux) à l'aide de petits coussins.

Temps de réalisation pour ces quatre exercices : 12 minutes.

Pour un résultat de qualité : pratiquez au moins 3 fois par semaine les exercices ci-après.

Voir les détails de chaque technique dans les pages suivantes.

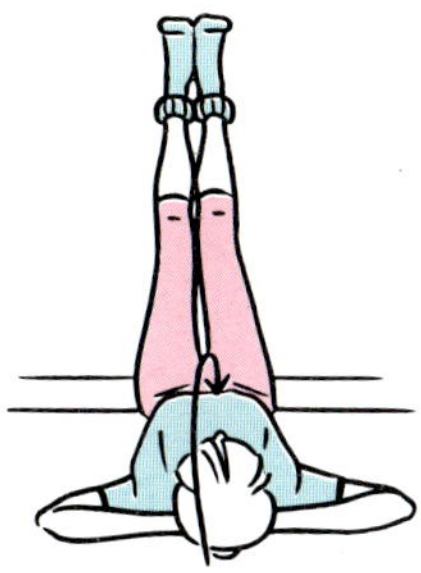

Exercice 1

Relevés de buste avec les jambes en élévation

Ce sont des exercices extrêmement faciles pour les abdominaux, qui exercent principalement le haut des muscles.

Répétitions : 2 séries de 12 relevés de buste.

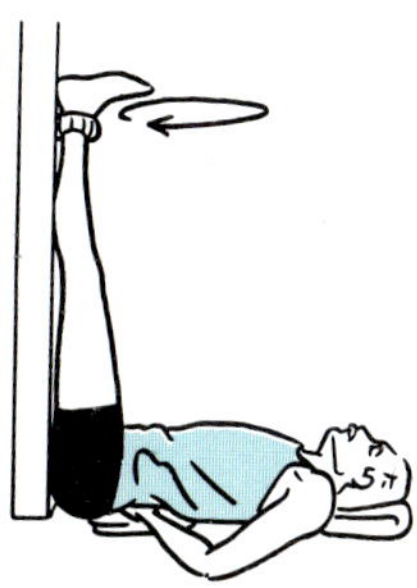

Exercice 2

Petits cercles avec les jambes tendues

Cet exercice active efficacement le ventre et permet une rapide et complète restructuration de la partie inférieure du muscle grand droit.

Répétitions : 15 cercles dans un sens, 15 cercles dans un autre.

Tonifier les abdominaux

Pratiquez avec application les exercices ci-après et respectez au maximum leur ordre chronologique. Cela pemet de faire travailler des fibres musculaires complémentaires entre elles, sans en oublier.

Placez vos poings sous vos hanches, afin de sécuriser au mieux votre positionnement dorsal.

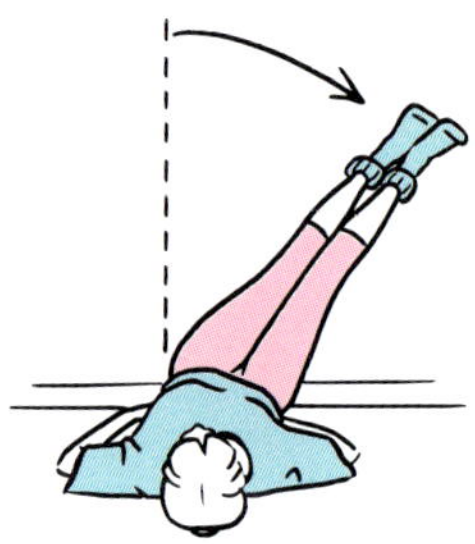

Exercice 3
Balancés des jambes sur le côté

Tout à fait complémentaire des autres, cette technique permet d'activer les muscles latéraux (grand oblique, petit oblique et transverse). Elle est donc recommandée pour lutter contre la petite bouée du tour de taille !

Répétitions : 2 séries de 12 balancés alternés.

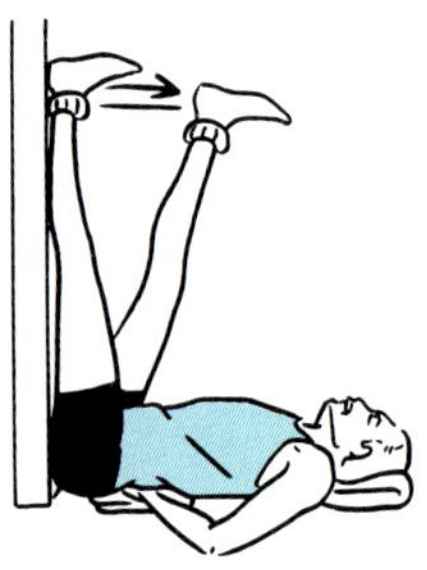

Exercice 4
Grands battements des jambes tendues

Facile à réaliser, cet exercice est extrêmement performant et agit essentiellement au niveau du ventre.

Répétitions : 2 séries de 12 battements.

Exercices détaillés pour tonifier les abdominaux

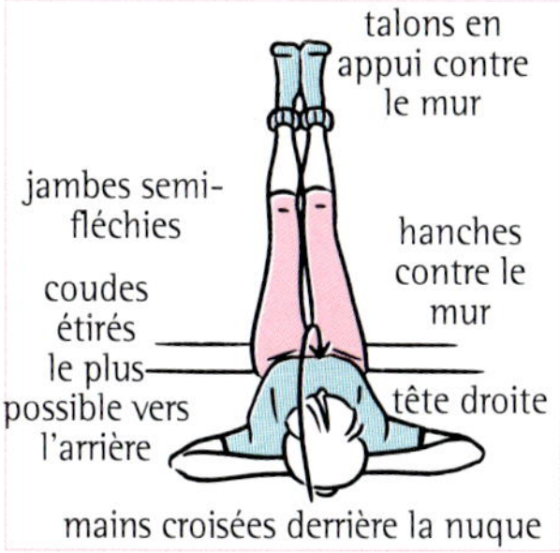

Le point important

Remonter le buste en regardant bien vers le haut, afin de ne pas « casser » la nuque.

Saviez-vous...

Le pain était déjà consommé sous les pharaons et ce sont les Égyptiens qui ont inventé le four à pain.

On consomme aujourd'hui à peu près 170 g de pain par jour. Cet aliment est intéressant car il est riche en glucides complexes, en vitamines et en sels minéraux.

Il est très énergétique et, de par son apport glucidique, il permet d'éviter les problèmes de chute de glycémie. Il est préférable de consommer du pain complet (plus riche en vitamine B et en fibres).

Dans le cas d'un régime amincissant, le pain n'est pas interdit. Il suffit simplement de le consommer avec modération : 200 g de pain complet peuvent pourvoir à 40 % des besoins journaliers (au niveau des vitamines B_1, B_2 et du fer) d'un individu ayant une activité moyenne.

Exercice 1

Relevés de buste avec les jambes en élévation

Description

Allongé sur le dos, les jambes serrées en élévation, appuyées contre un mur : faites ainsi des relevés de buste. Travaillez lentement.

Respiration

- Inspirez par le nez en redescendant le buste.
- Expirez par la bouche en le redressant.

Répétitions

Faites 2 séries de 12 relevés de buste.
Reposez-vous une dizaine de secondes entre les séries.

L'erreur à éviter

Bouger les jambes en remontant le buste.

Et si c'est trop difficile !

Fléchissez vos jambes en les écartant un peu et relevez moins haut le buste.

Variez vos séances

- En maintenant chaque relevé de buste pendant 6 secondes.
- En ayant les jambes tendues au maximum.
- En ayant les jambes écartées au maximum.

Vos questions

Q : Pourquoi doit-on avoir les pieds en appui contre le mur ?
R : Afin d'arrondir le bas du dos, ce qui constitue une sécurité dorsale totale.

Q : Peut-on reposer la tête sur le sol à chaque fois ?
R : Sans aucun problème ! Il suffit de la replacer sur le sol en douceur. Toutefois, entraînez-vous à réaliser plusieurs mouvements à la suite sans la reposer.

Exercice 2

Petits cercles avec les jambes tendues

Description

Allongé sur le dos, poings sous les fessiers (ou le long du corps si vous préférez surélever votre bassin à l'aide d'un coussin) : faites de petits cercles avec les jambes tendues.
Travaillez lentement.

Respiration

• Inspirez par le nez et expirez par la bouche le plus lentement possible.

Répétitions

Faites 15 cercles dans un sens, reposez-vous une dizaine de secondes avant de recommencer dans l'autre sens.

L'erreur à éviter

Prendre de l'élan en cognant les talons contre le mur.

Et si c'est trop difficile !

Fléchissez vos jambes en les reposant à chaque cercle contre le mur.

Variez vos séances

• En fléchissant vos jambes.
• En faisant un cercle dans un sens, puis un cercle dans l'autre.
• En faisant des cercles vers la gauche, puis des cercles vers la droite.

Votre question

Q : Vaut-il mieux faire de petits cercles ou des cercles de plus grande amplitude ?
R : Il faut avant tout faire des cercles qui ne vous créent aucun inconfort vertébral (en fonction des déformations qui vous sont propres). Une évidence cependant : plus vos cercles sont grands et plus vous exercez les muscles latéraux (les obliques) en plus du muscle grand droit.

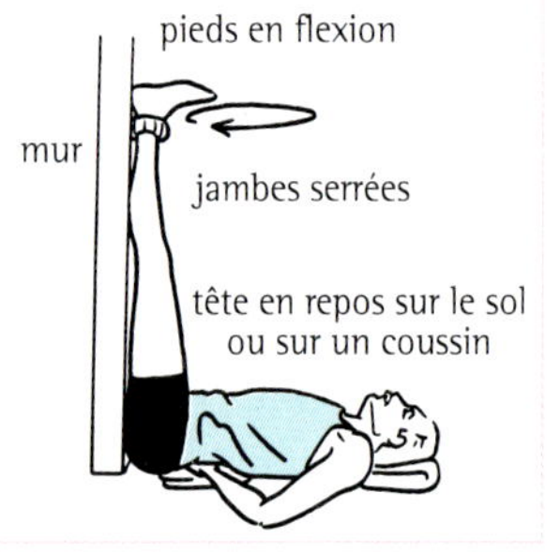

Le point important

Conserver les hanches contre le mur d'appui.

Saviez-vous...

L'endurance anaérobie (en absence d'air) est la capacité de l'organisme à produire un effort soutenu le plus longtemps possible. Cette faculté est la résultante d'entraînements réguliers pendant des périodes assez longues, par exemple dans le cadre de la course à pied. Se tester permet de situer le niveau de sa condition physique.
L'endurance aérobie (en présence d'air) est la faculté de soutenir un effort modéré en sollicitant de grandes masses musculaires. Par exemple, les marathoniens possèdent un haut niveau d'endurance aérobie ; c'est-à-dire qu'ils sont en mesure de soutenir plus de deux heures de course à pied sans ressentir de gêne respiratoire ou musculaire ! On trouve de plus en plus de sexagénaires voire d'octogénaires dans les compétitions de course de fond et de demi-fond !

Exercices détaillés pour tonifier les abdominaux

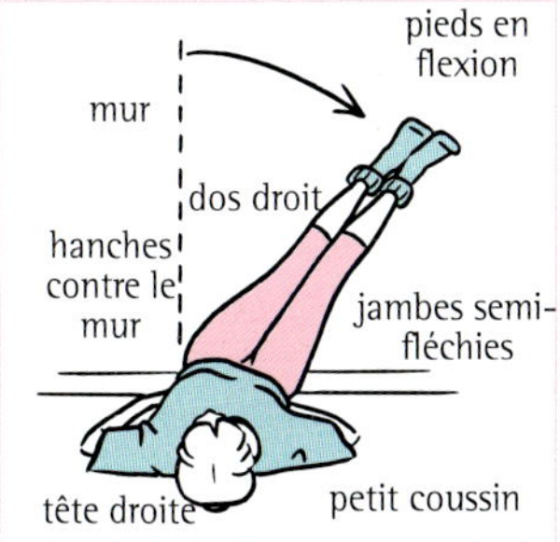

Le point important

Bouger le moins possible le dos, le haut surtout.

Saviez-vous...

Il faut éviter au maximum de s'exposer au soleil plus d'une dizaine de minutes par jour. En effet, la peau se protège du soleil grâce aux cellules pigmentées (les mélanocytes).

L'abus d'exposition solaire déstabilise l'écran naturel de protection, ce qui fait que les UV atteignent le derme, provoquant une fragmentation et un épaississement des filtres.

Exercice 3

Balancés des jambes sur le côté

Description

Allongé sur le dos, poings serrés sous les hanches (ou le long du corps si vous préférez surélever votre bassin à l'aide d'un coussin) : faites de petits balancés des jambes serrées de droite à gauche. Travaillez lentement.

Respiration

- Inspirez par le nez en élevant doucement les bras.
- Expirez par la bouche en maintenant la position.

Répétitions

Faites 2 séries de 12 balancés alternés.

L'erreur à éviter

Aller trop loin sur le côté et de ce fait être déséquilibré.

Et si c'est trop difficile !

Réalisez l'exercice avec les jambes complètement fléchies.

Variez vos séances

- En tendant les jambes.
- En les basculant d'un seul côté puis de l'autre.
- En ayant le buste relevé en permanence.

Vos questions

Q : Peut-on reposer les pieds sur le mur après chaque balancé ou doit-on simplement les laisser glisser dessus ?
R : Les reposer constitue une aide certaine à la réalisation du mouvement. Il convient donc d'essayer de prendre le moins possible appui sur le mur pour progresser. Les laisser glisser dépend de la façon dont vous êtes chaussé.

Q : Est-il plus difficile de réaliser cet exercice avec les bras en croix sur le sol ?
R : Un peu ! Toutefois cette position permet d'aller beaucoup plus loin sur les côtés.

Exercice 4
Grands battements des jambes tendues

Description
Allongé sur le dos, poings sous les hanches (ou le long du corps si vous préférez surélever votre bassin à l'aide d'un coussin) : faites de grands battements des jambes en frôlant le mur à chaque fois. Travaillez à votre rythme.

Respiration
• Inspirez par le nez et expirez lentement par la bouche.

Répétitions
Faites 2 séries de 12 battements.
Reposez-vous une dizaine de secondes entre les séries.

L'erreur à éviter
Arrondir de façon exagérée le bas du dos.

Et si c'est trop difficile !
Réalisez l'exercice avec les jambes semi-fléchies ou fléchies.

Variez vos séances
• En ayant le buste relevé en permanence.
• En exerçant une jambe après l'autre.
• En réalisant 4 battements à gauche, 4 battements de face, 4 battements à droite en alternance.

Vos questions

Q : Qu'apporte le port de lests (bracelets de chevilles de 0,5 kg, 1 kg, 1,5 kg ou 2 kg) dans ce genre d'exercice ?
R : Les lests n'entraînent pas de grande difficulté car la position jambes en l'air est relativement confortable, mais ils permettent d'acquérir un renforcement musculaire plus rapidement. Donc : si vraiment cet exercice vous semble trop facile, portez-en !

Q : Où doit-on ressentir la douleur abdominale liée à la contraction pendant cet exercice ?
R : Principalement sur le bas et de façon dégressive vers le haut de l'abdomen. (En effet, tous les exercices de jambes renforcent essentiellement la partie inférieure des abdominaux.)

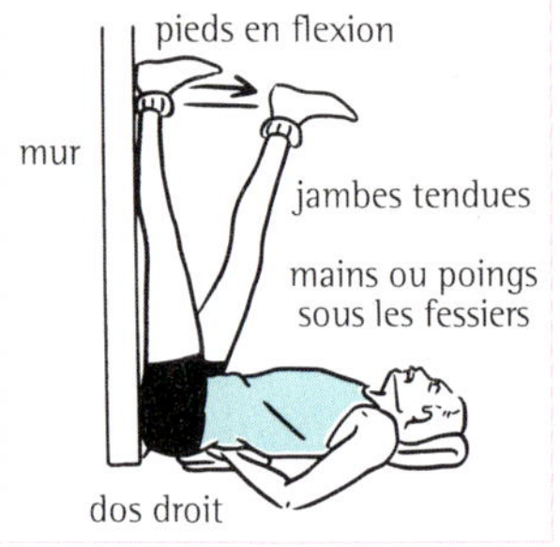

Le point important
Essayez de conserver les jambes le plus tendues possible.

Saviez-vous...
Les crèmes solaires ne sont pas efficaces à 100 %.
Elles assurent la protection anti-UVB mais, d'après les spécialistes, la protection anti-UVA serait insatisfaisante.
Un produit solaire doit être renouvelé toutes les 3 heures pour être efficace, et être étalé en couche suffisamment épaisse.
Les crèmes antisolaires assurent bel et bien une protection contre les coups de soleil mais ne protègent en rien des risques cutanés d'origine allergique ou même cancéreux.
Alors : attention aux longues expositions. Équipez-vous de chapeau, lunettes, parasols...

Équilibre et coordination

Techniques spécifiques

L'équilibre et la coordination sont deux notions que l'on perd au fil des ans. Il est essentiel de les conserver le plus longtemps possible et de chercher à les améliorer.
Certes, il est difficile d'exercer toutes les parties du corps sous diverses formes, mais on peut acquérir de l'endurance, de la résistance, de l'équilibre et une bonne coordination gestuelle en variant son programme d'entraînement.
Il est important d'entretenir sa condition physique dans le cadre de la vie de tous les jours en essayant par exemple de maintenir sa stabilité dans les transports ou en s'efforçant de prendre avec les mains deux objets différents en même temps, le plus rapidement possible… !
Lancer un objet et tenter de le rattraper fait également partie des tests d'adresse à travailler pour conserver une bonne réponse au niveau du mouvement. C'est pour cela que les jeux de balles sont de plus en plus pratiqués dans les cours d'entretien physique pour le troisième âge.

L'acquisition de l'équilibre permet

- ▲ d'éviter les chutes,
- ▲ d'être plus à l'aise dans ses déplacements,
- ▲ de pratiquer beaucoup d'activités sportives.

La coordination gestuelle permet

- ▲ une amélioration du synchronisme gestuel quotidien,
- ▲ un réapprentissage des réflexes,
- ▲ une faculté d'adaptation plus rapide pour la plupart des disciplines sportives ou artistiques (telle la danse…).

Travailler en douceur l'équilibre

Afin de progresser

Essayez de prolonger les temps de maintien.
Vous pouvez placer un tabouret sous le pied en élévation afin de pouvoir le reposer à votre convenance, en cas de déséquilibre.

Temps de réalisation pour ces deux exercices : 5 minutes maximum.

Pratiquez ces deux exercices près d'un support (meuble, mur, etc.) afin de vous sécuriser physiquement et psychologiquement.

Vous pouvez réaliser ces exercices à tout moment de la journée sans aucun inconvénient, mais essayez toutefois de les réaliser devant une glace.

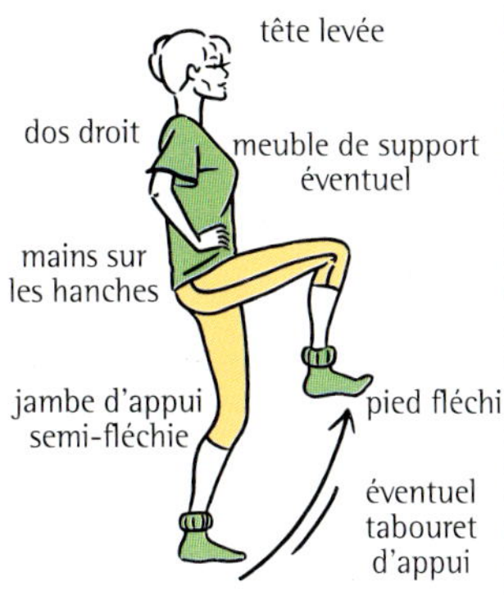

Exercice 1

Maintien d'un genou en élévation devant soi

Description : debout, élevez une jambe fléchie devant vous. Maintenez la posture pendant 8 secondes. Reposez ensuite la jambe en vous décontractant pendant 6 secondes avant de recommencer avec l'autre.
Respiration : inspirez par le nez et expirez par la bouche le plus lentement possible.
Répétitions : faites 4 postures alternées.
Attention à garder le corps le plus immobile possible.

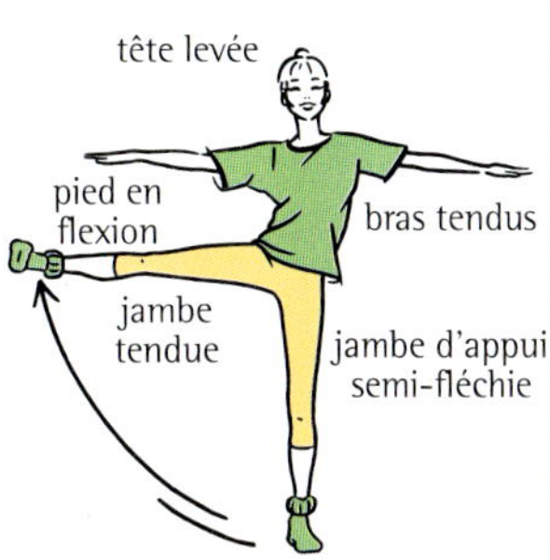

Exercice 2

Maintien de la jambe en élévation sur le côté

Description : debout, élevez une jambe sur le côté. Maintenez l'équilibre pendant 8 secondes. Reposez ensuite la jambe en vous décontractant pendant 6 secondes avant de recommencer avec l'autre.
Respiration : inspirez par le nez et expirez par la bouche le plus lentement possible.
Répétitions : faites 4 postures alternées.
Attention à conserver la jambe en élévation le plus tendue possible.

Mieux coordonner les gestes

Autres exercices

- Élever simultanément un bras et la jambe opposée (devant vous).
- Fléchir les jambes en croisant les bras tendus devant soi.
- Élever les bras latéralement en pratiquant des rotations (devant soi) d'une jambe semi-fléchie.
- Écarter les bras tendus devant soi en plaquant un talon sur un fessier.

Temps de réalisation pour ces deux exercices : 5 minutes maximum.

L'aptitude à la coordination se perd avec l'âge et il est indispensable de l'entretenir par des exercices éducatifs basiques faciles à réaliser.

Les deux exercices qui vous sont proposés ci-après font partie de tests d'aptitude physique connus.

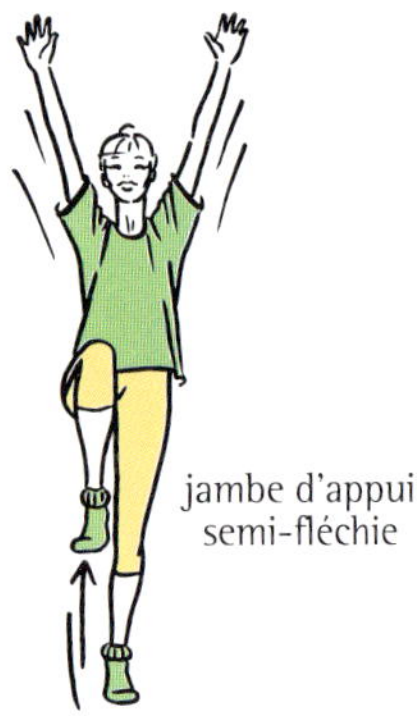

Exercice 1

Élévation des bras et monté d'un genou simultanément

Description : debout, élevez les bras en montant chaque genou en alternance le plus haut possible devant vous. Travaillez à votre rythme.
Respiration : inspirez par le nez en abaissant les bras. Expirez par la bouche en les montant.
Répétition : pratiquez cet exercice pendant 1 minute.

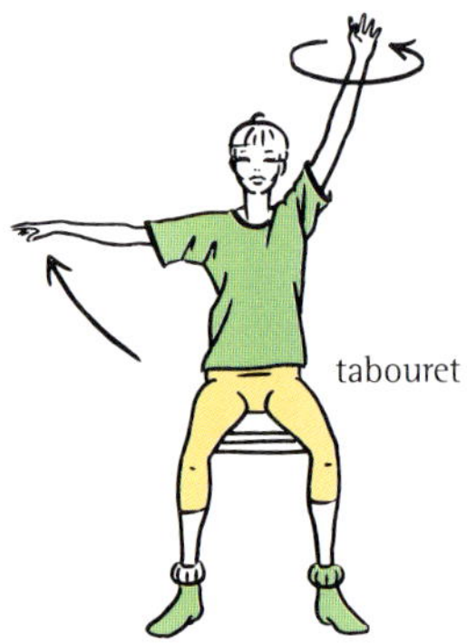

Exercice 2

Élévation latérale d'un bras avec des rotations hautes de l'autre bras à la verticale

Description : debout (ou assis), élevez le bras droit sur le côté jusqu'à la parallèle au sol et, en même temps, réalisez des cercles dans un sens puis dans l'autre à la verticale du bras gauche. Travaillez lentement.
Respiration : inspirez par le nez et expirez lentement par la bouche.
Répétitions : pratiquez cette technique durant une minute avant d'inverser la position.

Esthétique et diététique

Les remèdes anti-vieillesse des années 2000 et une bonne alimentation pour mieux vivre !

Crèmes, hormones, chirurgie esthétique, compléments alimentaires et médicaments en tous genres sont à notre disposition pour nous permettre de ralentir plus ou moins notre vieillissement. Donnent-ils tous satisfaction ? Le débat reste ouvert.

Les pages ci-après n'ont que la prétention de vous informer de façon générale en toute objectivité. C'est ensuite à chacun de faire ses choix. Cela étant, actuellement, le produit miracle n'existe pas, c'est plutôt l'addition de divers éléments qui donne de bons résultats. Une hygiène de vie associée à une activité sportive régulière adaptée, à des soins cosmétiques et à un suivi médical sérieux permet un net ralentissement des méfaits du temps.

Chercher à rester jeune à tout prix est un leurre, mais vieillir en forme peut devenir une réalité.

▲ Le médecin est la personne la plus apte à vous conseiller grâce aux examens et diagnostics qui sont de sa compétence.

▲ La sagesse veut que l'on attende d'avoir un peu de recul vis-à-vis des dernières nouveautés pour les utiliser, autant en raison de leurs éventuels effets secondaires qu'en ce qui concerne leurs composants.

Les produits à la mode

La DHEA (molécule de sulfate de déhydroépiandrostérone)

Cette hormone est produite dans notre corps par les glandes surrénales. La DHEA est présente au niveau du fœtus, elle décroît progressivement dès la naissance (en s'élevant toutefois vers l'âge de 6 ou 8 ans). Elle est connue en France depuis 1994 où elle a été révélée par les études du professeur Étienne-Émile Beaulieu.

Après 25 ans environ, le corps commence à réduire sa production de DHEA jusqu'à la vieillesse.

Pendant longtemps, la DHEA fut un sujet de polémique en raison de son manque de statut (complément alimentaire, hormone ou médicament ?). Elle va aujourd'hui entrer dans la catégorie des médicaments, ce qui constitue une garantie pour le consommateur. Il est vrai que beaucoup de personnes s'approvisionnent aux États-Unis sans aucun contrôle et n'ingurgitent pas forcément le produit ni les doses annoncés.

Les effets de la DHEA :

- elle limiterait la sensation de fatigue,
- elle améliorerait la libido,
- elle suspendrait la chute des cheveux,
- elle améliorerait l'aspect trophique de la peau,
- elle augmenterait la mémoire,
- elle supprimerait le stress,
- elle combattrait l'ostéoporose,
- elle accélérerait l'élimination graisseuse,
- elle protégerait du diabète.

Apparemment, la DHEA se transformerait en petites quantités d'œstrogène et de testostérone et aurait ainsi un effet de stimulation pour la synthèse hépatique d'IGF1 qui est un puissant facteur de croissance. La DHEA serait un neurostéroïde stimulant certaines fonctions cérébrales.

Attention à l'arnaque :

– Certains flacons de DHEA, après analyse, n'en ont révélé aucune trace.

– Certaines crèmes à la DHEA n'en contiennent pas. Il ne faut pas oublier que ce type de cosmétique n'est soumis à aucun contrôle.

La DHEA est l'hormone la plus produite dans la vie

À 15 ans, la quantité de DHEA dans le corps est de 30 mg ; à 80 ans, elle est 5 mg.
Les filles en sécrètent jusqu'à 30 % de moins que les garçons.

Actuellement, 25 millions d'Américains consomment de la DHEA.

Les effets de la DHEA

Ils varient d'une personne à une autre.
Pour l'instant, ses effets secondaires ont été insuffisamment observés.
Certains spécialistes redoutent qu'elle ne favorise l'apparition des cancers de la prostate, de l'utérus et du sein.
De plus, la quantité de testostérone et d'œstrogène élaborée par le corps à partir de la DHEA varie selon les personnes.

La mélatonine

C'est également une hormone naturelle (découverte en 1959), sécrétée plutôt la nuit (par la glande pinéale). Elle joue un rôle important au niveau des rythmes biologiques. Comme la DHEA, la mélatonine est sécrétée en abondance par les sujets jeunes et atteint sa production maximale à la puberté, puis diminue avec le temps.

Les femmes produisent plus de mélatonine que les hommes.
Le taux de mélatonine diminue avec l'âge.

Aux USA, elle est vendue en tant que complément nutritionnel.

Les bienfaits attribués à la mélatonine :
Elle a la réputation :
- d'améliorer le sommeil,
- de donner meilleur aspect à la peau,
- de calmer les anxiétés,
- d'être un excellent antioxydant (elle est deux fois plus active que la vitamine C),
- d'entretenir le système cardio-vasculaire,
- de réduire le taux de cholestérol,
- de soulager les rhumatismes,
- de renforcer le système immunitaire,
- de retarder le vieillissement,
- d'augmenter la mémoire,
- de renforcer la libido.

On lui prête également une faculté de protection contre le cancer. Mais encore une fois, attention, les chercheurs n'ont pas assez de recul pour être catégoriques quant aux effets secondaires du produit.

À l'origine

Les pilotes de ligne prenaient de la mélatonine afin de mieux supporter les décalages horaires, d'autres simplement pour réguler leur sommeil.

Le Viagra

Une certitude : le taux de testostérone diminue au fil des ans, entraînant entre autres une baisse de la virilité.
La molécule du Viagra se nomme le sidénofil et a peu d'incidence sur les personnes qui ont eu peu d'activité sexuelle ou qui ont largement dépassé les 70 ans.
Le Viagra a une action locale et non psychologique.
Il se prend à trois doses différentes : 25 mg, 50 mg et 100 mg.
Il est efficace d'une demi-heure à une heure suivant les individus s'il est consommé en dehors des repas, et reste actif environ quatre heures (mais cela est variable suivant les personnes…).

Ce médicament comporte des effets secondaires et des contre-indications précises. C'est pourquoi il doit être prescrit par un médecin.

Les nouveautés dans le domaine esthétique

Les techniques pour diminuer les rides

• La dermabrasion
Elle retire la couche superficielle de la peau afin de permettre à l'épiderme de se renouveler. L'intervention pratiquée sous anesthésie locale s'effectue à l'aide d'une meule à turbine.

• Les abrasions au laser
Le laser permet de retendre et d'améliorer l'état de la peau avec une précision appréciable. On utilise en général soit le laser CO_2, soit le laser ERBIUM (moins efficace que le précédent).

• Les abrasions biochimiques ou peelings
Elles consistent à effacer les signes de vieillissement cutané grâce à un produit chimique. Le peeling a la particularité de stimuler la fabrication de fibres de collagène et d'élastine.
Il existe trois sortes de peelings :
– les peelings superficiels,
– les peelings moyens,
– les peelings profonds.

Pourquoi se priver des progrès de la science s'il est possible de gagner quelques années ? Voici un bref résumé des principaux produits qui existent sur le marché.

Les crèmes

Les crèmes aux acides de fruits

Les alpha-hydroxy-acides (AHA) correspondent à un groupe de composants tels que : l'acide tartrique du raisin, l'acide nolique de la pomme, l'acide lactique du lait, etc.
Ces crèmes sont hydratantes, exfoliantes et stimulantes.

Les crèmes hormonales

L'application locale des crèmes à base d'œstrogènes permet d'améliorer la souplesse et la tonicité de la peau.
Une crème connue à base de fadiamone (obtenue au départ d'extraits de soja), disponible uniquement sur ordonnance, donne de bons résultats pour la qualité de la peau.

Les produits à base de vitamine A acide

Le fabuleux acide rétinoïque (Retin A, Rétinol, Aberel, Locacid, etc.) est considéré comme un réparateur relativement efficace pour les peaux abîmées par le soleil. Au niveau du derme, il stimule les fibroblastes (cellules jeunes du tissu conjonctif, responsables de la formation de fibres et de la substance fondamentale de ce tissu) et aide à la production de la réimpression du collagène.
Toutefois, la vitamine A acide peut occasionner des réactions de rougeur et d'irritation.

Les produits utilisés par les médecins pour combler les rides

Ces techniques (à utiliser de préférence avec l'avis d'un médecin allergologue) existent depuis un certain temps déjà et connaissent toujours le même succès.
Parmi les composés les plus connus, on trouve :

Le collagène autologue

Il a la particularité d'être préparé à partir des propres tissus du patient. Il requiert toutefois une mise en pratique parfaite pour pallier tout risque infectieux.

Les nouveautés dans le domaine esthétique

Le collagène hétérologue
Il a pour but de corriger les ridules. Il est injecté de préférence sous anesthésie locale.

L'acide hyaluronique
Il est connu pour ses qualités anallergisantes. Il est injecté en petite quantité dans le derme.

Ces trois produits n'ont pas une action durable.

L'injection de silicone
Le silicone est encore utilisé à l'étranger, il est interdit en France.

L'injection de dermalive
L'acide hyaluronique remplace le collagène.

L'injection d'anteplast
Ce produit est un mélange d'une substance synthétique et de collagène. Des tests très sérieux de compatibilité sont effectués avant toute injection. Les deux ou trois injections sont espacées de trois mois.

La mise en place de goretex
Le goretex donne une correction définitive, malgré un léger risque d'infection. Il est utilisé sous forme de trois fines bandelettes servant à effacer les rides très marquées.

Les injections de graisse
Cet auto-implant à partir de graisse traitée et centrifugée redonne du volume aux sillons disgracieux. Il faut plusieurs interventions espacées de six à dix mois pour obtenir un résultat satisfaisant.

Ces cinq dernières techniques donnent des effets durables.

La chirurgie esthétique

• Les liftings
Ils sont recommandés pour les peaux flasques ou excédentaires. Le lifting cervico-facial complet traite le visage et le cou et concerne plutôt les personnes de plus de 60 ans. Les liftings partiels concernent le front, les tempes, le cou et la zone latéro-cervicale. L'intervention s'effectue sous anesthésie générale ou locale.

• La blépharoplastie
Elle concerne l'intervention sur les paupières et s'effectue sous anesthésie locale ou générale.
Elle consiste à retirer l'excédent des paupières supérieures ou à enlever les poches graisseuses sous les yeux.

• La lipoaspiration
Elle consiste à introduire de petites canules très fines et longues sous la peau (ce qui évite de la décoller) afin d'aspirer l'amas graisseux ou cellulitique. Cette méthode traite toutes les sortes de graisse et les dernières techniques permettent une bonne rétraction de la peau. L'intervention dure entre 1 heure et 3 heures sous anesthésie générale ou neuraleptanalgésie (injection de tranquillisant par voie intraveineuse).

Bien s'alimenter pour mieux vivre

Le corps ne dispose que de très peu de stocks de protéines (à la différence des lipides et des glucides). C'est pour cela qu'il est recommandé d'en consommer journellement.

Quelques inconvénients d'une carence en protéines

– Sensibilisation à certaines infections.
– Altération des organes, des muscles et baisse de l'énergie.
– Ralentissement du processus métabolique.

Les glucides couvrent plus de la moitié de la ration énergétique totale.

Petit conseil

Il est recommandé de consommer des aliments à fibres avec les glucides et de déguster les gâteaux en fin de repas.

Même s'il importe de respecter la règle alimentaire de base (15 % de protéines, 20 % de lipides et 65 % de glucides), l'apport calorique journalier doit être en rapport avec les dépenses caloriques. Que l'on ait vingt ou soixante-dix ans, c'est la qualité de la nourriture qui influe directement à plus ou moins long terme sur l'état de santé.

Les protéines

On trouve les protéines d'origine animale dans les viandes, les poissons, les œufs, les fruits de mer, les laitages… et les protéines végétales dans le soja, les légumes secs, les céréales. L'idéal est de consommer autant de protéines animales que de protéines végétales. Elles ont principalement un rôle de réparation et de construction, mais participent quand même aux besoins énergétiques.
L'organisme perd environ 50 g de protéines par jour dans les urines ; c'est pour cela qu'il convient d'absorber 1 à 2 g par jour et par kilo de poids de corps. Si vous pesez 68 kg, un apport quotidien de 120 g de protéines semble raisonnable. Avec l'âge, le métabolisme des protéines devient moins performant et il convient encore plus d'éviter les situations de stress pouvant accélérer la destruction des protéines.

Les glucides

Présents sous forme du glucose, ils se trouvent dans les produits sucrés, les pommes de terre, les fruits, les céréales, les légumes secs. On distingue les glucides lents à index glycémique bas et les glucides rapides à index glycémique élevé. Il est préférable de consommer des aliments à index glycémique bas (tels les pommes de terre, les pâtes, le riz) plutôt que ceux à index élevé (tels les bonbons, les gâteaux, les sodas, les chocolats). Les glucides fournissent l'énergie rapidement utilisable du corps et interviennent au niveau des muscles, du cerveau, des globules rouges et des glandes surrénales. Une partie des glucides est stockée dans les muscles et le foie sous forme de glycogène, une autre partie est utilisée par les muscles et le cerveau, et le reste est transformé en lipides. Il faut cependant savoir que le glycogène musculaire n'assure la fonction effort que pendant un temps relativement court ; les lipides prennent ensuite le relais.

Les lipides

On les trouve dans le beurre, les noix, les huiles d'origine animale et végétale, le soja, les arachides, les graisses, les olives, les gâteaux, le chocolat, les laitages... Ils constituent la plus importante réserve d'énergie du corps et sont stockés dans les tissus adipeux. Ils jouent un rôle dans la synthèse des hormones sexuelles et cortico-surrénaliennes, ainsi que dans le métabolisme de la vitamine D. Ils entrent dans la composition de la cellule, en particulier comme constituant des membranes. La combustion des acides gras (triglycérides, acides gras saturés – contenus dans les graisses d'origine animale –, les acides gras poly-insaturés – présents dans les huiles de poisson, de tournesol, de maïs, etc. – les acides gras mono-insaturés – contenus dans l'huile d'olive ou d'arachide) permet à l'organisme de produire 9 calories par gramme, et ne doivent en aucun cas être consommés en excès. Après 65 ans, il n'est pas nécessaire de réduire l'apport lipidique (sauf raison de santé), à condition qu'il soit toujours proportionnel aux dépenses.

N'oubliez pas les fibres

Elles se trouvent dans les haricots secs, le riz et le pain complet, les petits pois, les lentilles, les fruits…
Les fibres aident au bon fonctionnement du transit intestinal, ralentissent l'absorption du glucose, diminuent la sensation d'appétit. Il est conseillé d'en consommer lors d'un régime hypocalorique afin d'arriver rapidement à une sensation de satiété. Une consommation de 40 à 60 g par jour est recommandée.

Pensez à vous hydrater régulièrement

On conseille 1,5 l de boissons, en plus de l'apport hydrique alimentaire, par jour, en moyenne, pour une dépense calorique moyenne. Le corps perd l'eau sous forme d'urine, de sueur et de respiration. En cas de sous-hydratation, les urines contenant plus de déchets sont de plus en plus difficiles à être produites par les reins. L'eau joue un rôle essentiel dans l'organisme, car elle assure une stabilité de température, véhicule déchets et nutriments dans tout le corps, lubrifie les zones articulaires. Préférez l'eau à n'importe quelle autre boisson. Il est simplement conseillé de varier le plus possible les eaux consommées.

Les acides gras poly-insaturés ont la particularité de réduire le mauvais cholestérol. Quant aux acides gras mono-insaturés, ils présentent un intérêt pour la prévention des maladies cardio-vasculaires en plus de la réduction du mauvais cholestérol.

Il ne faut pas supprimer complètement les aliments gras, lors d'un régime par exemple, car l'organisme ne sait pas tous les fabriquer et leur carence peut engendrer des dysfonctionnements plus ou moins importants.

Attention

Le corps peut être en état de déshydratation sans que l'on éprouve la sensation de soif.

Le café a la particularité d'aider à la combustion des graisses ; cependant, son action reste limitée !

Peut-on boire en mangeant ?

Oui ! Cela ne gêne en rien le processus de digestion.

Plus le thé est infusé, moins il est excitant.

Préférez les jus de fruits fraîchement pressés (en raison du fructose qui est préférable au saccharose), bien qu'il soit recommandé de consommer les fruits tels quels en raison de leur apport en fibres.

Bien s'alimenter pour mieux vivre

Les vitamines de la forme

Veillez à ce qu'elles soient présentes dans votre alimentation afin de diminuer au maximum la régression métabolique. Ne les consommez surtout pas en surdose, car les conséquences peuvent être négatives.

Dénomination	Rôle	Où la trouver
La vitamine C (acide ascorbique) dose conseillée par 24 heures : 60 à 100 mg	Elle est antioxydante et joue un rôle de protection des cellules. Elle aide à la synthèse des hormones et à l'assimilation du fer.	Pommes de terre, épinards, cresson, choux, cassis, kiwi, fraises, agrumes.
La vitamine E (acétate de tocoférol) dose conseillée par 24 heures : 8 à 10 UI	Elle aide à piéger les radicaux libres et joue un rôle de protection des cellules.	Céréales complètes, beurre et dérivés, huiles végétales.
La vitamine A dose conseillée par 24 heures : 1 000 UI	Elle est bénéfique à la croissance et améliore la qualité des muqueuses et de la peau. Elle facilite également le processus de cicatrisation, et aide à la régénération cellulaire. Elle est connue aussi pour son rôle bénéfique au niveau de la vision.	Lait, beurre, jaune d'œuf, poisson gras, viande. La provitamine A dite carotène se trouve dans de nombreux fruits et légumes.
Les vitamines B (Thiamine, Pyridoxal, Cyanocobalamine) dose conseillée par 24 heures : B_1 : 1,5 mg B_2 : 1,8 mg B_3 : 15 à 20 mg B_5 : 7 à 20 mg B_6 : 2 à 3 mg	Elles interviennent dans plusieurs réactions enzymatiques au cours du métabolisme.	B_1 : abats, légumes secs, céréales, pain complet, fruits secs, porc, jaune d'œuf, chou. B_2 : viandes, levure, abats, laitages, épinards, brocolis. B_3 : foie, porc, lapin, volaille, thon, levures, céréales complètes, légumes secs. B_5 : champignons, avocat, levure, œufs, abats, viandes, cacahuètes. B_6 : pommes de terre, choux, épinard, œufs, légumes secs, hareng, thon, fruits secs, maïs, céréales complètes, poulet, foie.
La vitamine D dose conseillée par 24 heures : 400 UI	En synergie avec certaines hormones, le phosphore et le calcium, elle évite la décalcification et stimule le métabolisme osseux. Elle améliore aussi l'état de la masse musculaire.	Foie, volailles, œufs, beurre, huile de foie de poisson, poisson.

Oligo-éléments, sources de jeunesse

La liste ci-dessous va vous permettre de mieux comprendre leur rôle dans l'organisme et de rééquilibrer éventuellement votre alimentation en conséquence :

Dénomination	Rôle	Où le trouver
Le calcium	Il participe à l'élaboration osseuse et a un effet calmant sur l'excitabilité neuro-musculaire.	Lait, fromages, œufs, certaines eaux, légumes secs, pain, céréales, poissons gras.
Le chrome	Il intervient dans le métabolisme (à l'état de trace).	Fruits de mer, viandes, abats, jaune d'œuf, thym, levure.
Le cobalt	Il aide à la production de la vitamine B (à l'état de trace).	Jaune d'œuf, végétaux à feuilles, céréales complètes, légumes secs.
Le cuivre	Il lutte contre l'infection et l'inflammation. Il est présent lors de la transformation du fer en hémoglobine (à l'état de trace). Il participe à la lutte contre l'infection et l'inflammation.	Levure sèche, germes de blé, céréales complètes, légumes verts, foie, noix, prunes, fruits de mer.
Le fer	Il joue un rôle prépondérant dans la production d'hémoglobine.	Abats, poisson, légumes verts à feuilles, légumes et fruits secs, viandes.
Le fluor	Il est indispensable à la formation de l'émail dentaire.	Sels fluorés, eaux minérales, eau du robinet.
L'iode	Il est présent dans la production des hormones thyroïdiennes par la glande thyroïde.	Algues, fruits de mer, viandes, poissons, légumes verts, radis, oignons, navets.
Le magnésium	Il régénère et agit sur la motricité et la détente musculaire.	Chocolat, céréales complètes, pomme, poissons, agrumes, légumes verts, légumes, fruits secs.
Le nickel	Il participe à l'action métabolique du foie et des reins (à l'état de trace).	Légumes secs, fruits secs.
Le phosphore	Il est présent dans toutes les cellules du monde vivant en tant que constituant de l'ADN. Souvent absorbé sous forme de phosphate de calcium, il participe à la formation des os et joue un rôle prépondérant dans de nombreux processus de régulation.	Laitages, œufs, viandes, poissons, légumes et fruits secs.
Le sélénium	Il stimule le système immunitaire et aide au ralentissement du vieillissement (à l'état de trace).	Oignons, abats, ail, œufs, choux, viandes, céréales complètes, levure de bière.
Le silicium	Il joue un rôle au niveau de la protection osseuse.	Bière, céréales complètes, sucre de canne, betterave.
Le soufre	Il est connu pour son action trophique (relative à la nutrition des tissus vivants) et anabolisante (anabolisme = ensemble des phénomènes d'assimilation des êtres vivants) sur les muqueuses.	Oignons, ail, viandes, poissons.
Le zinc	Il aide à la cicatrisation, améliore le système immunitaire, agit sur la croissance cellulaire.	Fruits de mer, foie, viande rouge, légumes secs, céréales, agneau, poisson.

Illustrations : Delétraz.

Imprimé en Italie
par Milanostampa
Dépôt légal n° 17507/Février 2002
ISBN: 2501036870